アセスメントに 自信 がつく

# 臨床推論入門

看護の臨床判断能力を高める推論トレーニング

編著

東京医療保健大学医療保健学部看護学科 准教授
小澤 知子

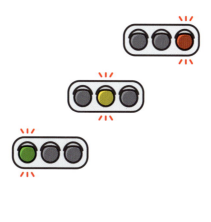
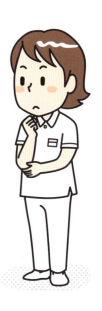

メディカ出版

## はじめに

　患者さんの症状から身体の中で起こっていることを推論し、緊急度や対応を判断する力は、看護師にとって非常に重要です。

　臨床推論は臨床判断をするうえでの「引き出し」になります。臨床判断のプロセスの途中で繰り返し確認をし、違う「引き出し」を用いることで、判断の適切性や根拠を確認することができます。そして、ベテランの看護師ほど多くの「引き出し」をもっています。

　一方、学生や新人看護師は、臨床推論に用いる「引き出し」が少なく、看護行為の選択肢が少なく、思い込みで行動してしまう傾向があります。しかし、臨床推論はトレーニングをすることで得ることができる能力といわれています。

　臨床推論を初めて学ぶ看護師の皆様が、病態や疾患などの「知識」と目の前の患者さんの「症状」とを結びつけるための看護の思考プロセスとなる「推論技術」の基礎を、身近な事例で学ぶことを目的に本書を作成しました。

　本書は症状別の知識本ではありません。「考え方を学ぶ」本です。

　看護師は、多様な症状、多様な発達過程の患者さんを相手に適切な看護ケアを提供します。皆様はこれからも多くの状況や症状に出会います。本書を通して、代表的な「症状」「発達の特徴」をテーマに臨床でよく起こる事例を読み取りながら、緊急度を判断する思考プロセスをトレーニングしてください。そうやって「引き出し」を増やすことで、初めての症状に出会ったときに、どのように思考すればよいかということに応用して、自分自身でさらに「引き出し」を増やし発展していけるように使っていただけるとよいと思います。

　本書を手にした皆様の「学び方を学ぶ」一助となりますことを願います。

2019年6月　小澤知子

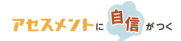

# アセスメントに自信がつく 臨床推論入門
看護の臨床判断能力を高める推論トレーニング

## 1章 アセスメントに活かす推論技術 ……… 7

1 なぜアセスメントに臨床推論が必要か ……… 8
2 臨床におけるアセスメントの段階 ……… 9
3 臨床判断と臨床推論 ……… 10
4 そもそも臨床推論ってなに？ ……… 11
5 I-SBARC（アイエスバーク）を活用し情報を伝える ……… 17
6 アセスメントに活かす緊急レベル信号 ……… 18
　column 緊急レベルの判断に信号の色を使うのはなぜ？ ……… 20

## 2章 緊急レベル信号で判断する 症状別アセスメント ……… 21

SCENE 1　発熱・高体温 ……… 22
　column 熱中症と熱射病の違い ……… 26
　TOPIC 敗血症の定義・診断基準の改訂（日本版敗血症診療ガイドライン2016）……… 30

| SCENE | 2 | 呼吸困難 | 34 |
|---|---|---|---|
| | column | 呼吸不全と呼吸困難 | 46 |
| | column | 咳と痰 | 47 |

| SCENE | 3 | 低血圧 | 50 |
|---|---|---|---|

| SCENE | 4 | 高血圧 | 58 |
|---|---|---|---|

| SCENE | 5 | 浮腫 | 66 |
|---|---|---|---|
| | column | 弾性ストッキングを用いた圧迫療法 | 76 |
| | column | リンパ浮腫に関する診療報酬 | 77 |

| SCENE | 6 | 手足のしびれ・麻痺 | 78 |
|---|---|---|---|

| SCENE | 7 | 高齢者ケア | 88 |
|---|---|---|---|

## 3章 アセスメント トレーニング事例集　95

⬇ 付録：ダウンロードできる「トレーニング事例集」（5事例）
＊3章のアセスメントトレーニング事例集とは異なる5事例がダウンロードできます
＊ダウンロード方法はp.6を参照してください

# 資料ダウンロード方法

付録のトレーニング事例集は、WEBページからダウンロードすることができます。以下の手順でアクセスしてください。

### ■メディカID（旧メディカパスポート）未登録の場合

メディカ出版コンテンツサービスサイト「ログイン」ページにアクセスし、「初めての方」から会員登録（無料）を行った後、下記の手順にお進みください。

## https://database.medica.co.jp/login/

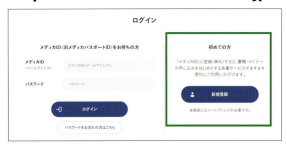

### ■メディカID（旧メディカパスポート）ご登録済の場合

①メディカ出版コンテンツサービスサイト「マイページ」にアクセスし、メディカIDでログイン後、下記のロック解除キーを入力し「送信」ボタンを押してください。

## https://database.medica.co.jp/mypage/

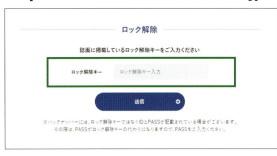

②送信すると、「ロックが解除されました」と表示が出ます。「ファイル」ボタンを押して、一覧表示へ移動してください。

③ダウンロードしたい資料のサムネイルを押すと「ダウンロード」ボタンが表示され、資料のダウンロードが可能になります。

### ロック解除キー　rinsy9su

＊WEBページのロック解除キーは本書発行日（最新のもの）より3年間有効です。有効期間終了後、本サービスは読者に通知なく休止もしくは終了する場合があります。

＊メディカID・パスワードの、第三者への譲渡、売買、承継、貸与、開示、漏洩にはご注意ください。

＊ロック解除キーの第三者への再配布、商用利用はできません。データは研修ツール（講義資料・配布資料など）としてご利用いただけます。

＊図書館での貸し出しの場合、閲覧に要するメディカID登録は、利用者個人が行ってください（貸し出し者による取得・配布は不可）。

＊雑誌や書籍、その他の媒体および学術論文に転載をご希望の場合は、当社まで別途お問い合わせください。

＊データの一部またはすべてのWebサイトへの掲載を禁止します。

＊ダウンロードした資料をもとに作成・アレンジされた個々の制作物の正確性・内容につきましては、当社は一切責任を負いません。

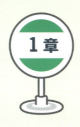

# アセスメントに活かす推論技術

## 1 なぜアセスメントに臨床推論が必要か

　看護過程は、対象の健康上の問題を看護の視点から認識・分析し、ケアを提供する系統的な方法です。

　看護過程におけるアセスメント（assessment）は、患者の健康および生活上の問題に関する判断をするために「情報収集」「情報を整理し分析（解釈、判断、推理・推論）」「情報の統合」を繰り返し行っていきます（図 1-1）。

　情報を整理し分析するためには、「解釈」「判断」「推理・推論」が必要です。

　「解釈」とは、「自分なりに〇〇の意味を理解する」「〇〇をわかるように説明する」ことであり、患者の情報（態度、表情、行動、反応など）の意味を言語化する知的作業です。さらに時間を追うごとに最新の情報を加えながらその時点における状況や問題を適切にくみとり、理解していくことです。

　「判断」とは、一般に「勝ちか負けか」「白か黒か」などを判定する、あるいは何かを採用するか否かを決定することをいいます。したがって、判断には一定の基準や根拠があります。そしてこれも基準や判定結果を言語化する知的作業であるといえます。つまり判断は必ず解釈の後に行いますが、さまざまな知見や考えを取捨選択したり、統合することでもあります。

　「推理・推論」とは、今はわからなくても、現在有する情報からこれから起こりうることをいろいろと予測することです。できるだけ正確に予測するには、解釈や判断のステップをきちんと踏むことが必要となります。あらかじめ予測することで起こり得るよくない事象を未然に防ぐことができます。

　このように、患者の健康問題を明らかにするアセスメントは、患者が抱える問題を絞り込み、解決するための最適な方法の選択やその方法がどのように効果的かを予想し判断するために必要なものなのです。

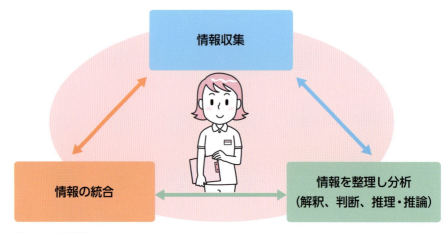

図 1-1　看護におけるアセスメント

## 2 臨床におけるアセスメントの段階

ここで、入院時の患者におけるアセスメントの段階を確認しましょう。アセスメントは主に6つの段階があるといえます（図1-2）。

### 1）第1段階：患者に会う前の確認

患者が来院してきたときに、皆さんはどのような情報を必要とするでしょうか。患者のイメージをとらえるためには、最小限の情報として、患者の氏名、性別、年齢、病名、予定する治療くらいではないでしょうか。この段階では、発達段階、病態、治療における一般的な知識や標準的な治療などからおおまかな状況をつかんだうえで患者や病態をイメージし、理解しようとします。

### 2）第2段階：患者に会ってからの確認（データベースアセスメント）

患者に会ってからは、まず、主訴に注目し、問診をしながら身体診査、検査データなどの確認をします。これは、「入院時のデータベース」であり、その後の患者の状態と比較検討する際の基準となるものです。この段階で看護の枠組みを使ったデータベースに沿いながら患者の全体像や何が看護上の問題となるのか、最初の仮説を立てながらさらに情報収集を進めます。入院時情報収集の枠組み（アセスメントツール）として多く活用されているものに、ヘンダーソン（Virginia A. Henderson）の14項目やNANDA（North American Nurshing Diagnosis Association、北米看護診断協会）の13領域があります。

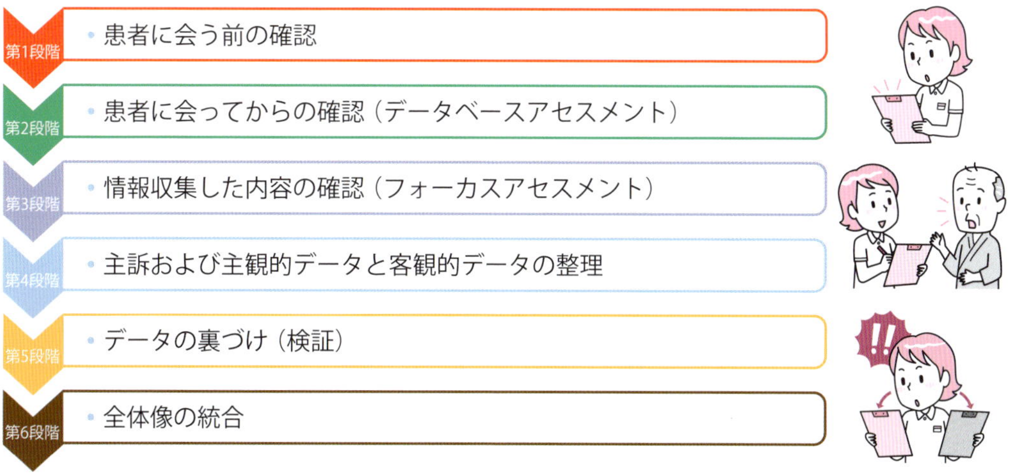

- 第1段階：患者に会う前の確認
- 第2段階：患者に会ってからの確認（データベースアセスメント）
- 第3段階：情報収集した内容の確認（フォーカスアセスメント）
- 第4段階：主訴および主観的データと客観的データの整理
- 第5段階：データの裏づけ（検証）
- 第6段階：全体像の統合

図 1-2　アセスメントの段階

### 3）第3段階：情報収集した内容の確認（フォーカスアセスメント）

次に、情報収集した中で特に注意しなければならないデータと他のデータを関連させながら患者がもつ健康問題に焦点を絞って、仮説を導くための意図的な情報収集を進めていきます。

### 4）第4段階：主訴および主観的データと客観的データの整理

第4段階は第3段階と同時に、あるいは反復しながら進めます。まずは、主訴に注目することが重要です。主訴はその患者の状態を示すキーワードになります。このキーワードをヒントに、主観的データとなる問診と客観的データとなる身体診査を行います。また、検査値や測定値も客観的データとして確認します。そこから原因や要因の追究を行うとともに、苦痛の程度、随伴症状、患者自身の健康についての認識の程度や対処行動に焦点を絞り、看護師としての解釈・分析をし健康上の問題の仮説を定めます。

### 5）第5段階：データの裏づけ（検証）

次の段階では、データの裏づけを行います。ここでは①検査結果の正常値や基準値との比較をする、②前回の測定値や状態との比較をする、③看護師の推論の内容を患者に直接確認してみる、④ベテランナースに推論の内容について意見を求めるなどが挙げられます。

### 6）第6段階：全体像の統合

最後の段階では、アセスメントツールの項目ごとに解釈・分析したことをまとめ、患者の全体像を理解します。このとき、疾患の背景とその時点の病態、疾患による患者の生活の変化に注目して、看護上の問題（看護診断）を見極めます。

## 3　臨床判断と臨床推論

臨床推論のほかに「臨床判断」という言葉を聞いたことがある人は多いと思います。米国の看護教育者であるクリスティーン・タナー（Christin A. Tanner）は、看護過程は系統的に考えるために必要ではありますが、活用のみにとらわれていると、看護の判断能力が狭くなり、アセスメントの項目を埋める作業になりかねないことを危惧し、看護過程モデルとは異なる臨床判断モデルを開発しました（図1-3)[1]。

例えば、入院患者を受け持つ看護師は、まず患者が入院に至った経過と主訴（背景）を確認してから、ベッドサイドに向かいます。そのときの看護師は、患者の状態を頭の中で描く予期を行っています。そして、患者への問診や身体診査などの観察（初期把握）によって確認したことをもとに、経験や知識などをからめて患者の健康問題をとらえ、必要

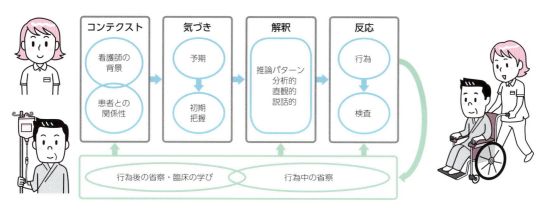

**図 1-3** タナーの「臨床判断モデル」
(松谷美和子ほか. 看護過程と「臨床判断モデル」. 看護教育 56（7）2015, 618 ／ Tanner, CA. Thinking like a nurse：a research-based model of clinical judgment in nursing. Journal of Nursing Education. 45（6）, 2006, 204-11. を参考に作成)

な看護を考え（解釈）、看護（行為）を決定します。

　このときに重要なのが省察（reflection）であるといわれています。省察には、行為中に得た患者の反応に対し、過去の経験を活用しながら問題解決に導く「行為の中の省察（reflection in action）」と、行為後に、行った実践を事例として省みる「行為後の省察（reflection on action）」があります。これらの省察が、実践経験を教訓とした学びとなり、繰り返し行うことで看護の質の向上につなげることができるのです。

## 4　そもそも臨床推論ってなに？

### 1）臨床推論とは

　臨床推論とは、最適な判断（診断）や治療を決定するための思考過程を指します。臨床推論は、医学では、診断を導く思考過程であり、診断推論と同義といわれています。つまり医師は、患者の症状や徴候から情報を系統的に収集し、検査結果などから複合的に診断名をつけて治療計画を立案します。

　これを看護に置き換えると、**患者とその家族を対象に、看護判断に基づく最良の看護行動を起こすための思考過程**といえます。したがって看護師は患者の身体面、心理面、社会面の各側面から健康と生活についての反応や現象を多面的にアセスメントします。その過程では、患者の健康問題の仮説を立て、仮説の検証のために情報を集めます。さらに、その健康問題の原因となっている疾患や病態についての情報収集や解釈を行い、健康問題の核心を見極めます。そして、健康問題の原因に働きかける看護計画を立案し看護を提供します。また、ケアの実践過程においても常に臨床推論と解釈を繰り返しながら看護行為を行っていきます。

### 2）看護師が臨床推論を行う目的

医師が診断を導き（判断）、治療を行うことと同様に、看護師が臨床推論を行う目的は、①適切に患者の健康状態を判断（看護診断）をすること、②患者へ最適な看護を提供すること、③医師の思考パターンを知ることで協働しやすくすることの3つが挙げられます。

看護師が臨床推論の力を特に発揮する場面は、主に患者の状態の変化（症状出現）における判断や緊急度の判断（トリアージ）が必要なときです。

### 3）臨床推論を学ぶ意義

保健師助産師看護師法第5条には、看護師は「傷病者若しくはじょく婦に対する療養上の世話又は診療の補助を行うことを業とする者」であると明記されています。「療養上の世話」とは、患者の基本的生活におけるケアであり、看護の本質的役割であるといえます。また、「診療の補助」は医師の判断した診療を補佐するという意味です。そのためには医師がどのように診断し治療をするのか、その**思考過程を理解し、共有する**ことが、補助行為を実施するうえで非常に大切であり、それによって質の高い看護の提供につながるのです。したがって、看護師が臨床推論を学ぶことで、①アセスメント力や臨床判断力が高まる、②根拠のある看護を提供できる、③自分の看護を振りかえることができるようになります。

大切にしたいのは、**看護師が行うのは医学的診断ではなく、看護診断**であるということです。医師は、患者の訴えや症状から、臓器や器官の障害の程度を調べ、原因を究明し、異常をより正常に戻すための治療ができるように判断をします。一方、**看護師は、病気をもった患者がその健康状態を維持したり、回復に向かうときにその生活にどのような影響があるか、どうすればその影響を小さくできるかに主眼を置き**判断するという違いがあります。

現在、臨床推論は、看護師特定行為研修で必須の科目になっています。しかし、臨床推

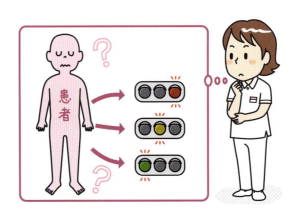

表 1-1　臨床推論の代表的な思考様式

| | 思考様式 | 内容 | 例 |
|---|---|---|---|
| 直観的思考 | | 論理操作を差しはさまず、物事の本質をみてとる瞬間的・直接的かつ即時的な認識 | 看護師の経験知から、目の前の状況を把握して問題領域を絞る | 「おや？」「あれ？」「変だな」「おかしい」「いつもと違う」 |
| 分析的思考法 | パターン認識 | 知識や患者の状況から特徴的なパターンをつかんで、ただちに発想する思考法。特徴を知っていることが前提 | ・息苦しい＋呼気喘鳴＋アレルギー体質＝喘息発作<br>・発赤＋熱感＋腫脹＋疼痛＝炎症 |
| | 多分岐法（アルゴリズム法） | 問題を解くための手順、方法であって、あり・なしや矢印などを用いて判断しながら、必ず解が得られるもの。初学者に向いている | ・心肺蘇生アルゴリズム<br>・フローチャート |
| | 仮説演繹法 | 情報収集の途中で、知識と関連づけ、診断仮説を立て、さまざまな情報を診断仮説と矛盾しないか、仮説を検証するプロセス | 問題の同定→情報収集→仮説設定→仮説検証→解決策 |
| 徹底検討法 | 系統的アセスメント | 情報収集を網羅的・系統的に進め診断する。看護学生など初学者向きで、将来的に直観や分析的思考へ発展するものになる | 入院時情報の枠組み<br>・V. ヘンダーソン：14の基本的欲求<br>・M. ゴードン：11の機能的健康パターン<br>・C. ロイ：4つの適応形式<br>・NANDA-I：13領域 |
| 説話的推論法 | ナラティブ（物語）（Narrative Based Medicine） | 対象を唯一無二の存在として対象の経験を理解していくもの。対象が語る物語を聞き、生活者として深く理解していくもの。看護師に特有な様式 | 患者の語りを通して、その人の体験や行動の意味を理解し、その人らしい解決法を見出していく |

論は思考トレーニングを行うことで、患者の身近な存在であるジェネラリスト看護師や初学者でも身につけることが可能になります。

### 4）臨床推論の思考様式

　臨床推論にはいくつかの思考様式があります（表1-1）。代表的な思考様式として、直感的思考、分析的思考、徹底検討法の3つがあります。また、看護師特有の思考様式として、説話的推論法があります。それぞれの思考様式にはメリットやデメリットがありますので、場面に応じて使い分けましょう。

### 5）臨床推論への影響因子

　臨床推論への影響因子の1つは、看護師自身、もう1つは看護師と患者の関係性にあります。これらは、臨床判断における入口であり看護をするための基礎でもありますが、何に気づくことができるか、事象をどう解釈するかに大きく影響します。

　看護師自身が影響因子となるということは、思考の主体である看護師自身が何を目指し、どのようなことを大切にしているのか、どのような知識があるのか、相手をどうとら

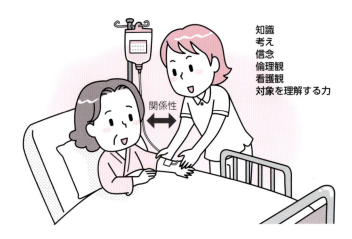

図 1-4　臨床推論への影響因子

えているのかなどが関係してきます。これらが示すところは、まず、自己を知ることから始まるといってもよいでしょう。したがって日頃から、自分の思考様式や感情の傾向、事象の認知など、自分自身について客観的に振り返り、分析し、自分の偏った認識を変容させたり、見聞を広げたりすることが大切です。

　もう1つの影響因子が、看護師と患者との関係性です。看護は人が人を援助するという対象との関係性において実施されます。どんなに看護師の思いや願いがあっても、患者のニーズと一致していなければ看護師の自己満足になりかねません。患者の心と身体のニーズにいち早く気づくためには、患者の生活を前提とした対話や共感的な傾聴によって良好な関係性を築くことが大切です（図 1-4）。

　また、推論は完全でないということを前提に、先輩や医師に繰り返し確認しアドバイスをもらいながら進めていくことが、最適性を高める鍵となります。

> **Q. 下記について自分に問いかけて文字にしてみましょう**
> 
> - 現在、受け持っている患者をどのようにとらえていますか？
> - 私の考える看護とはどのようなことですか？
> - 人が生活するということはどういうことですか？
> - 病気をもちながら生活するということはどういうことですか？
> - 人が人生を終えるということはどういうことですか？
> - 患者にとってより良い看護とは何ですか？

### 6）臨床推論を導く情報収集：問診と身体診査

　臨床推論を導くには、十分な問診と身体診査が必要になります。これは臨床判断モデルでいう「初期把握」になります。

①問診

　看護における問診とは、患者に自覚症状や生活史（家族の病歴や職歴など）、既往歴などを聞いて行う診察法の1つです。看護の視点では、健康歴と生活歴が中心になります。十分な問診により、患者が自分自身をどのようにとらえているのかを知ることができます。問診によって得られた情報は、患者の主観的情報となります。

　基本的な問診の方法は大きく分けると2つあります。1つは「開かれた質問（open question）」、もう1つは「閉ざされた質問（closed question）」です。

　「開かれた質問」とは、質問された相手が自由に答えることのできる質問法です。例えば、「どうされましたか？」「どのような症状ですか？」などです。「開かれた質問」では、患者は自分の考えを言えることで満足感を得やすくなります。質問者は、幅広く具体的な内容を得ることが可能です。しかし、自由に答えているうちに論点がずれる恐れがあります。

　「閉ざされた質問」とは、「はい・いいえ」で答えることができる、あるいは限定した答えが返ってくるような質問法です。例えば、「朝食は食べましたか？」「熱はありますか？」「痛いのは右ですか左ですか？」などです。「閉ざされた質問」は、短時間でたくさんの情報を集めることができます。また、深く考えずに答えられるので、話すことの苦手な人でも答えやすいでしょう。しかし、必要な情報を得るには範囲が狭いことや、その人の考えていること、感じていることがわかりにくいといえます。

　問診では、「開かれた質問」から始めて、全体像を描きながら、問題の焦点となっているキーワードを探って、「閉ざされた質問」で補完するとよいでしょう。また、症状の重い患者などには、アルゴリズムやトリアージなどのモデルを使って、「はい・いいえ」などの「閉ざされた質問」を進めて、短時間で素早い情報収集をする必要があります。このように、効果的な問診をするためには「開かれた質問」「閉ざされた質問」を患者の状態に合わせて活用することが重要です（図1-5）。

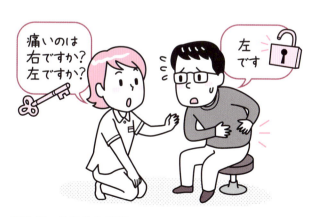

図1-5　効果的な問診

表1-2 問診のOPQRST法

| OPQRST | | 質問の例 |
|---|---|---|
| O (onset) | 発症様式 | ・いつから痛いのですか？<br>・突然痛みが起こったのですか？<br>・痛みを感じてから数分間で最も強い痛みになりましたか？<br>・徐々に強い痛みになったのですか？ |
| P (palliative/provocative) | 増悪・寛解因子 | ・どのような時に軽くなりますか？<br>・どのような時に強くなりますか？ |
| Q (quality/quantity) | 症状の性質・ひどさ | ・どのような痛みですか？<br>・10点満点中何点の痛みですか？ |
| R (region/radiation) | 部位・放散の有無 | ・どこが痛いですか？<br>・痛みは移動しますか？ |
| S (associated symptom) | 随伴症状 | ・他にどのような症状がありますか？ |
| T (time course) | 時間経過 | ・痛みはずっと続いていますか？<br>・強くなったり弱くなったりを繰り返していますか？ |

（急性腹症診療ガイドライン出版委員会．急性腹症の病歴聴取．急性腹症診療ガイドライン．東京，医学書院，2015, p54／Lawrence, MT. The patient history evidence-based approach. McGraw-Hill Medical, 2012. より作成）

　その他の問診方法として、例えば患者の主訴をさらに深く知りたいときなどに有効な「OPQRST法」があります（**表1-2**）[2]。OPQRSTは「急性腹症診療ガイドライン2015」でも推奨されている問診の方法です。この方法は、痛みにかかわらず、あらゆる状況で利用でき、知っておくととても便利です。

② 身体診査

　身体診査は問診と合わせて臨床推論を導くための重要な情報収集技術です。これは、患者の身体について、看護師の五感を用いて観察することであり、フィジカルイグザミネーションともいわれます。フィジカルイグザミネーションには、視診、触診、打診、聴診を用います。これらで得られたものは患者の客観的情報となります。特に、患者の入院時や、変化がみられたときなどのアセスメントに有用です。具体的にはバイタルサイン（体温、脈拍、呼吸、血圧、意識状態）で全体を把握しながら、主訴や異常を示す部位に焦点を当て、問診と身体診査による仮説を検証する意図的な情報収集を行うことといえます。

> **Q. 日常の問診を思い出しながら、振りかえってみましょう。**
> 
> ・開かれた質問をしていますか？
> ・閉ざされた質問はどのようなときに使っていますか？

## 5　I-SBARC（アイエスバーク）を活用し情報を伝える

　患者の状態を医師や多職種へ報告する場合は、相手の知りたい内容と自分の伝えたい内容を的確かつ簡潔に伝えることが大切です。従来は SBAR（エスバー）が知られていました。現在では、報告者と対象者（identify）と、復唱確認（confirm）を強調した I-SBARC（アイエスバーク）に発展して活用されています（図 1-6）。I-SBARC の各内容と具体的な報告例について考えてみましょう。

### 1）I：Identify（報告者、対象者の同定）

　まず、自分がどこの誰かを名のります。次に誰（患者）についての報告かを伝えます。
「〇〇病棟の看護師の〇〇です。〇号室の〇〇さんについて報告します」

### 2）S：Situation（状況、状態）

　状況の説明です。どこで、何が起こっているのかを簡潔に伝えます。
「〇〇さんが、〇〇（場所）で、16 時から左胸部痛を訴えています。モニター上に不整脈がみられます。血圧は 110/80 mmHg で意識はクリアです」

### 3）B：Background（背景、経過）

　次は、今の状況や経過について伝えます。
「17 時 30 分に指示薬の〇〇を投与しましたが、軽快しません。本日午前中の入院時からは症状がなく安定していました」

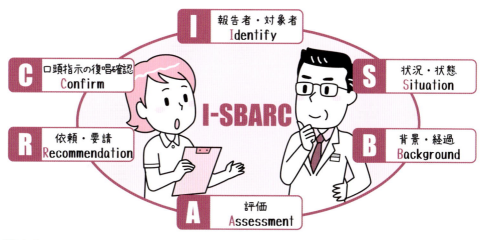

図 1-6　I-SBARC

### 4）A：Assessment（評価）

どのようなことが問題なのか、自分の考えを伝えます。

「胸痛発作が生じていると考えます」

### 5）R：Recommendation（依頼、要請）

医師に依頼することなどをはっきりと伝えます。

「至急、来ていただけますか？」

「来られるまでの指示をください」

### 6）C：Confirm（口頭指示の復唱確認）

医師の口頭指示を復唱します。

「指示を復唱します。酸素マスク3L/分で開始、12誘導心電図のオーダーですね」

臨床推論は、特にS：Situation（状況、状態）、B：Background（背景、経過）、A：Assessment（評価）にかかわるところになります。

## 6　アセスメントに活かす緊急レベル信号

患者への問診と身体診査や検査データなどの情報から問題となる状況を正しく認識し、アセスメントにつなげることは、これから起こる変化を予測することを可能にします。また、行為の根拠を協働する医療スタッフと共有することができます。

臨床推論は看護行為を導き出す思考過程ですが、患者の状態によってはすぐに対応しなければならない状態や経過観察でもよい状態があります。

それでは、現場のベテランの看護師は、どのように考え判断しているのでしょうか。

ベテラン看護師は、まず、患者と出会う前の最小限の情報から、経験や知識を動員して患者の病態をイメージし理解しようとします。ここから推論は始まっています。

患者に会ってからは、問診や身体診査を行い、全身状態の確認をします。これにより症状や訴えをキャッチ（気づき）し、知識や経験を用いて患者の状態を全体的に把握します。同時に、主訴に注目しながら意図的な情報収集をしつつ患者の健康問題の仮説を導き出します。

そして、導き出した仮説をもとに、治療の優先度を決定するために、患者の重症度の選別、つまり、「生命に危険な状態」か、「治療対処が必要な状態」か、「経過観察でよい状態」かというファーストアセスメント（緊急レベルの判断）を行っています。

緊急レベルのトリアージは、信号機のように「生命に危険な状態」を緊急レベル赤、「治療対処が必要な状態」を緊急レベル黄、「経過観察でよい状態」を緊急レベル緑として、色ごとに認識することで、欲しい情報にたどり着きやすくなります。

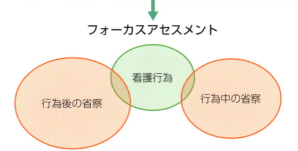

図 1-7 アセスメントを導く臨床推論ステップ

　次に、緊急レベルのトリアージに基づいて、個々の問題の詳細についてさらにフォーカスアセスメントを行い、状態に応じた看護行為を判断していきます。そして、看護行為中にもこれでよいかどうか、ほかに方法はないかなどと省察を繰り返し、ケアの実践後には改めて、次に同じような場面でどう考えどのように行動すればよいかなどの省察を行うことによって実践力を養っていきます（図 1-7）。

　これらベテラン看護師の思考過程を見習って、繰り返しトレーニングしていくことは、臨床推論を学ぶ初学者にとっても非常に有益であると考えます。

> **Q. 日常の看護実践を思い出しながら、自分の考えを振りかえってみましょう。**
>
> ・何がわかっていれば基礎知識があるといえますか？
> ・発見、気づくためには、どのようにすればよいですか？
> ・生命の危険な状態とはどのような状態ですか？
> ・治療・対処が必要な状態とはどのような状態ですか？
> ・経過観察でよい状態とはどのような状態ですか？

## column 緊急レベルの判断に信号の色を使うのはなぜ？

　信号機の色は、国際照明委員会（CIE）によって、赤・緑・黄・白・青の5色と規定されています。このうち、波長が長く遠くからでも見えやすい色として、交通信号機には赤・黄・緑の3色が割り当てられています。

　また、日本工業規格（JIS）には、安全を確保するために決められたJIS安全色があります。これには、赤、黄赤、黄、緑、青、赤紫、白、黒の8色があり、危険防止や緊急事態への対応行動が行えることを目的として定められています。赤は禁止や高度の危険、黄は注意や危険、緑や青は用心などの意味を示しています。このJIS安全色は、交通標識などさまざまな公共の場で使われおり、医療ではトリアージタッグの識別色にも活用されています。

　このように色別にすることは、情報の重要度や属性を分類するためなどの情報整理に有用です。そして、色別による認識は、欲しい情報にたどり着きやすくなる道しるべであるともいえます。

　これを推論の思考過程に活用すると、患者のファーストアセスメントで緊急レベル「赤」「黄」「緑」に色別させれば情報の整理が容易になると考えます。

表　トリアージタッグの識別色分類

| 優先度 | 色 | 分類 |
|---|---|---|
| 第1順位 | 赤色（Ⅰ） | 最優先治療群（重症群） |
| 第2順位 | 黄色（Ⅱ） | 非緊急治療群（中等症群） |
| 第3順位 | 緑色（Ⅲ） | 軽処置群（軽症群） |
| 第4順位 | 黒色（0） | 不処置群 |

### 引用文献
1) 松谷美和子ほか．看護過程と「臨床判断モデル」．看護教育 56（7）2015, 618.
   Tanner, CA. Thinking like a nurse：a research-based model of clinical judgment in nursing. Journal of Nursing Education. 45（6），2006, 204-11.
2) 急性腹症診療ガイドライン出版委員会．急性腹症の病歴聴取．急性腹症診療ガイドライン．東京，医学書院，2015, p54.
   Lawrence, MT. The patient history evidence-based approach. McGraw-Hill Medical, 2012.

### 参考文献
- 松谷美和子監訳．クリスティーン・タナー氏講演録より「臨床判断モデルの概要と，基礎教育での活用について」．看護教育 57（9）2016, 700-706.
- クリスティーン・タナー．看護実践における Clinical Judgement. インターナショナルナーシングレビュー. 2000, 23（4）.
- 石松伸一監修．実践につよくなる看護の臨床推論．東京，学研メディカル秀潤社，2014.
- 井部俊子ほか．専門看護師の思考と実践．東京，医学書院，2015.
- 錦織 宏．看護師特定行為研修 共通科目テキストブック 臨床推論．大阪，メディカルレビュー社，2017.
- 国際照明委員会．信号灯の色．2001. http://www.ciejapan.or.jp
- 経済産業省．安全色及び安全標識に関するJIS改正．2018. https://www.meti.go.jp

# 緊急レベル信号で判断する症状別アセスメント

# SCENE 1　発熱・高体温

### どう見る？　どう動く？

80歳の男性Aさんは、体温37.5〜38.5℃の発熱を繰り返し、食欲がなく、脱力があるため入院した。入院時の体温は37.5℃で、湿性咳嗽、喘鳴がある。白血球20,000/μL、CRP 12.0 mg/dL、胸部X線写真で左肺野に陰影がある。訪室すると布団にくるまり全身に力を入れ震えている。「寒くて……何か苦しい…」と訴える。

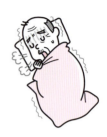

 ## 発熱・高体温のファーストアセスメント（緊急レベルの判断）

　ファーストアセスメントのポイントは、発熱と同時に①ショックの有無、②感染徴候の有無、③随伴症状の有無の3つです。アルゴリズム（図2-1-1）に沿って緊急レベルを判断し、さらにフォーカスアセスメントのプロセスを進めて迅速なケアや治療につなげることが重要です。

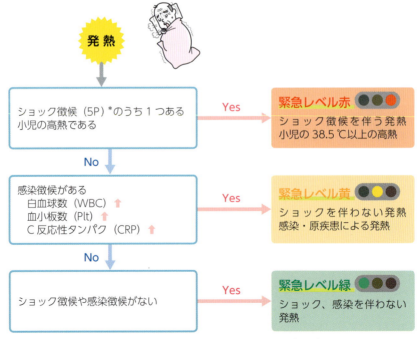

図 2-1-1　発熱のファーストアセスメント・アルゴリズム
＊ショック徴候（5P）：2章 3. 低血圧の項参照

# 緊急レベルごとのフォーカスアセスメントのプロセスとその視点

## 1 ▶ 緊急レベル赤：ショック症状を伴う発熱

| フォーカスアセスメントのプロセス | アセスメントの視点と対応 |
|---|---|
| **1. ショックに陥っていないかの判断**<br>・ショック状態の場合は、ただちに心肺蘇生、気道確保、静脈路確保 | ・生命が危険な状態なので、速やかな処置が必要<br>・医師に連絡、スタッフの招集、使用機材を準備する<br>・全身臓器、主要臓器への血液循環を確保する<br>・意識レベルの低下は全身の血液循環不良による急激な血圧低下や低酸素によって起こるため、最初に確認する<br>・橈骨動脈が触れない場合は、大腿動脈、頸動脈で確認する<br>・強力なクーリングをする |
| **2. 随伴症状の把握と原因探索** P.28<br>・身体診査<br>・qSOFAのスコア P.30<br>　・呼吸数 22回/分以上<br>　・意識状態の変化<br>　・収縮期血圧 100 mmHg以下<br>・感染をもたらしている細菌やウイルス、感染病巣の把握<br>◆**検査：感染病巣の確認**<br>　・血液検査（WBC、CPR、Plt、凝固系など）<br>　・細菌培養検査（血液、尿、喀痰など）<br>　・ウイルス検査<br>　・画像検査<br>　・頭部、胸部、腹部、背部の症状把握<br>　・その他の感染病巣の把握<br>◆**現病歴、既往歴、治療歴の有無**<br>　・感染病巣を把握するためにも現病歴・既往歴・治療歴の情報が必要 | **敗血症性ショックを見逃さない**<br>・血圧の低下による循環不全の状態を敗血症性ショックという。初期には、動脈が拡張し末梢血管抵抗が減少していくことによって、四肢が温かくなるウォームショックという状態になる。病状が進行すると、四肢の冷感、血圧低下による循環不全を起こし、コールドショックといわれる状態になる<br>**敗血症の合併症**<br>・急激な胸水の貯留による肺水腫<br>・腎機能の低下によるアシドーシス<br>・肝機能の低下による出血傾向や浮腫<br>・39℃以上発熱が持続しているのに、白血球数の減少や皮膚蒼白と冷汗がある<br>・血圧低下から脳虚血状態による意識レベルの低下（ジャパン・コーマ・スケール2桁）<br>・播種性血管内凝固症候群（DIC）：出血しやすくなり、多臓器不全（MODS）に至る<br><br>qSOFA 2点以上は敗血症の可能性が高い。さらにSOFAスコアを使用し臓器障害の程度の有無を診断する P.30<br>・熱中症などによる重度の高体温は緊急レベル赤 |

## 2 ▶ 緊急レベル黄：感染やその他の疾患による発熱（ショックを伴わない発熱）

| フォーカスアセスメントのプロセス | アセスメントの視点と対応 |
|---|---|
| **1. 発熱の原因探索** P.27<br>①問診、身体診査<br>③血液検査（WBC、CPR、Plt など）、胸部X線写真<br>④熱型<br>⑤既往歴、現病歴<br>・薬剤：副腎皮質ステロイド剤の使用の有無<br>・手術歴：人工物を用いた手術歴やカテーテル使用の有無など<br>・チューブ、ドレーンの挿入 | ・感染の徴候を示すデータを確認する[1]<br>・薬物そのものの副作用による発熱はないか<br>・発熱の原因となるような疾患や手術歴などの状況があるかどうか、各疾患の特異的な症状や所見と総合的に判断する |
| **2. 感染の原因探索**<br>・細菌培養検査：血液、尿、便、喀痰、髄液、腹水、胸水など<br>・ウイルス検査<br>・画像検査<br>・感染病巣の確認：頭部、胸部、腹部、背部の症状、その他の感染病巣の把握 | ・感染をもたらしている細菌やウイルスの探索を行う[1]<br>・感染病巣、細菌に合わせた治療・対処を行う[1]<br>　・早期の抗生物質投与をする<br>　・必要時には解熱剤を投与する |
| **3. 感染以外の原因による発熱の原因探索** P.27<br>◆現病歴、既往歴、治療歴、薬物アレルギーの有無<br>◆発熱するまでの生活環境や生活状況<br>　・高温・多湿環境の状況<br>　・脱水（検査データ：BUN、Na、K、Clなど） | ・発熱の原因となる原疾患への治療を行う<br>・高温多湿下での作業による熱射病<br>　・強力なクーリングと補液<br>・下痢、嘔吐、飲水不足などから起こる脱水<br>　・脱水により体内の水分が減少し、血液の濃縮が起こり、腎機能が低下する<br>　・尿量減少や濃縮、皮膚粘膜の乾燥などの症状がみられる<br>　・体液中のナトリウム（Na）を失うことによって生じる低張性脱水は、ナトリウムが低下、体液中の水分を失うことによって生じる高張性脱水の場合はナトリウムが上昇する |

## 3 ▶ 緊急レベル緑：ショック、感染を伴わない発熱

| フォーカスアセスメントのプロセス | アセスメントの視点と対応 |
| --- | --- |
| 1. バイタルサインや全身状態の把握 | ・随伴症状がなく発熱のみを主訴とすることはまれ[1] |
| 2. 原因の探索　P.27<br>◆ 現病歴、既往歴、治療歴<br>◆ 生活背景、精神状態：パーソナリティ、対人関係、ストレスなど | ・学童期〜思春期の心身症患者や30〜40歳代で精神的問題を抱えている場合は心因性の発熱も念頭におく必要がある[1]<br>・精神的刺激（ストレス）からも内因性の発熱物質が産生される<br>・ストレス性の反応として、頭痛や腹痛、睡眠障害などが併せてみられることが多い |
| 3. 経過観察 | ・随伴症状とそれに対するケア |

### 》》》 事例のファーストアセスメントの視点

Aさんのファーストアセスメントの視点は、白血球20,000/μL、CRP 12.0 mg/dL、会話ができる状態であることから感染による発熱が考えられ、緊急レベル黄の状態と考えられます。フォーカスアセスメントをすると、体温37.5〜38.5℃を繰り返す、湿性咳嗽と喘鳴があり、胸部X線写真で左肺野に陰影が認められることから肺炎の可能性が考えられます。感染の原因探索は医師の指示に従って血液および喀痰の培養を行い、原因菌に対する抗生物質の投与を準備します。また、食欲がなく脱力があることから水分補給として点滴の指示が出ると想定できます。現在は、発熱の上昇期にあるため、寒いと訴えているので保温をし、息苦しさから酸素化の状態を確認して対応することになります。

## 発熱・高体温のアセスメント基礎知識

以下、基礎知識を確認してみましょう。

### 1 ▶ 発熱の概念

人間の身体は、恒常性によって体温を平熱に保っています。これが何かしらの外的要因によって深部体温が正常な日内変動を逸脱して上昇している状態を発熱といいます。

日本の届け出基準[2]では、37.5℃以上を発熱、38.0℃以上を高熱と定義しています。

しかし、熱は1日の中でおおよそ1℃は変動します。大切なことは、定義にとらわれずその人の普段と比べてどうかということに注目することです。

## 2 ▶ 発熱・高体温（うつ熱）のメカニズム

高体温の状態は、発生のメカニズムにより、「発熱」と「うつ熱」に分類されます。

### 1) 発熱のメカニズム

人間の身体は、熱を産み出す働き（産熱）と熱を逃がす働き（放熱）によりバランスをとり、体温調節機構により恒常性が保たれています。

体温よりも外気温が高い場合には、発汗による気化熱を利用することで体温を平常に保ちます。脳の視床下部にある体温調節中枢には、体温を一定に保つ働きがあり、設定された体温を「セットポイント」といい、通常は37℃前後に保たれています。

しかし、何らかの感染や炎症などから発熱物質が発生することにより、セットポイントが高く設定されると、高くなったセットポイントに合わせて体温が上昇し、それを保とうとします。発熱の原因が改善されると、セットポイントは通常の37℃前後に戻り、発汗や不感蒸泄などによって熱を放散し、体温が低下します。

---

### column　熱中症と熱射病の違い

近年、環境の変化により熱中症を発症する患者が多くなりました。熱中症は、高温・多湿環境に対する身体の適応障害によって起こる状態の総称です。熱中症には、日常生活で起こる「非労作性熱中症」と、スポーツや労働など活動中に起こる「労作性熱中症」があります。熱中症の症状は、めまい、頭痛、嘔気、気分不快、体温上昇などですが、重い症状として、熱失神、熱痙攣、熱疲労、熱射病などがあります（表）。

#### 表　熱中症の分類

| 分類 | 重症度 | | 症状 |
|---|---|---|---|
| 熱失神 | Ⅰ度 軽症 | 現場で応急手当 | 直射日光下、高温・多湿の環境下で発症する。発汗による脱水および末梢血管拡張による脳血流の減少により突然の意識消失が起こる。体温上昇はみられない場合が多い |
| 熱痙攣 | Ⅰ度 軽症 | 現場で応急手当 | 大量の発汗後に水を補給すると、塩分やミネラルが不足し、突然、不随意性有痛痙攣（こむら返り）や筋の硬直・痙攣が起こり発症する。熱痙攣は、急激な発熱時に乳幼児が起こすことがある熱性痙攣とは異なり、体温上昇はみられない |
| 熱疲労 | Ⅱ度 中等度 | 医療機関へ搬送 | 多量の発汗に水分・塩分・ミネラルの補給が追い付かず、脱水症状になり発症する。体温は上昇し、頭痛、嘔吐、冷感、判断力の低下などがみられる |
| 熱射病 | Ⅲ度 重症 | 入院により緊急治療が必要 | 40.0℃を超える体温上昇のため脳の中枢機能に異常をきたす。意識障害などショック状態になる場合もあり、生命の危機に直結する極めて危険な状態である |

発熱はＴ細胞を活性化することで生体の免疫機能を増強させます。このことから生体を守るための正常な生体防御反応といえます。
　一方で、体温が１℃上がると、消費エネルギーはおよそ８％上昇し、発熱に伴うシバリング（熱の出始めに起こる身体のふるえ）は酸素消費量が約２〜３倍に増加するといわれ、身体への影響が大きく不快感を伴います。

### 2) 高体温（うつ熱）のメカニズム

　高体温（うつ熱）は、疾患に起因するものではありません。高温や多湿などの環境に起因し、脳からの体温セットポイント上昇の指令がないにもかかわらず、体温調節領域（35.0〜40.0℃）よりも高くなり、熱が体内に蓄積され、体温の異常な上昇につながるのです。そのため、発熱に伴う悪寒戦慄や四肢冷感はみられず、発汗や傾眠、呼吸抑制が現れます。また、高体温によって各臓器に障害が生じ、多臓器不全に陥り死に至る場合があります。つまりこのタイプの高体温（うつ熱）は熱中症や熱射病の際の発熱を指すことが多く、身体を構成する蛋白質の中には、42℃を超えると熱凝固するものがあり、高体温は生命に危険である[3]といわれています。

## 3 ▶ 発熱の原因分類からみる特徴

　表2-1-1のとおり、「発熱」は化学的刺激、機械的刺激、精神的刺激などが原因であるものに対して、「うつ熱」は高温環境などの外的環境因子によります。同じ高体温の状態

**表 2-1-1　発熱・うつ熱の原因分類と特徴**

| 項目 | | 発熱 | うつ熱 |
|---|---|---|---|
| 原因 | 化学的刺激 | ウイルスや細菌など感染症、悪性腫瘍、心筋梗塞、脳梗塞、アレルギー | 外的環境因子 高温環境（暖房、夏の車中、高気温、多湿など） |
| | 機械的刺激 | 脳出血、脳腫瘍、脳外傷、脳ヘルニア状態 | |
| | 精神的刺激 | ヒステリー、神経症 | |
| 中枢深部体温 | | 上昇 | 上昇 |
| 末梢深部体温 | | 低下（放熱の抑制） | 上昇（放熱の促進） |
| 産熱機構 | | 亢進（筋緊張） | 低下（筋弛緩） |
| 四肢の温度 | | 冷たい | 温かい |
| 発汗 | | なし | あり |
| 傾眠 | | なし | あり |
| 呼吸抑制 | | なし | あり |
| 治療・ケア | | 原疾患の治療（抗生剤投与）休息（筋緊張を解く） | 環境要因の改善 全身冷却 |

であっても原因によってメカニズムや症状が異なりますので、治療法や対処法も異なります。しかし、発熱に伴う症状から主な疾患を予測することができます。

## 4 ▶ 発熱の随伴症状から予測される疾患

表 2-1-2[4]に随伴する症状などから予測できる疾患を示します。

## 5 ▶ 発熱のパターンからみる予測される疾患

発熱のパターンを把握することによって、主な疾患を予測することができます。図 2-1-2[4]を参考にしてください。

## 6 ▶ 発熱の経過からみる随伴症状

発熱の経過には、上昇期、極期、解熱期があり、その推移によって随伴症状が異なりま

**表 2-1-2　発熱に伴う症状と予測される疾患**

| 原因 | 症状 | 主な疾患 |
|---|---|---|
| 感染性 | 血液データ：CRP・WBC 上昇 | 炎症性疾患など |
| | 四肢末梢が温かい、脈拍微弱、血圧低下、尿量減少、意識障害 | 敗血症（ショック症状） |
| | 膿性痰、呼吸困難、意識障害、胸痛 | 細菌性肺炎 |
| | 激しい頭痛、悪寒、頸部硬直、意識障害 | 細菌性髄膜炎 |
| | 全身倦怠感、関節痛、頭痛、腹痛、下痢、嘔吐 | インフルエンザ |
| | 咳、くしゃみ、鼻水、頭痛、喉の痛みなど | 風邪、インフルエンザ |
| | 咳が止まらない、呼吸困難 | 気管支炎、肺炎 |
| | 喉の痛み、頭痛など | 咽頭炎、扁桃炎 |
| | 耳痛、耳垂など | 急性中耳炎 |
| | 腹痛、下痢、嘔吐など | 急性胃腸炎、食中毒 |
| | 排尿時の痛みなど | 尿路感染症 |
| | 発疹など | 突発性発疹、麻疹、風疹、水痘、川崎病など |
| 非感染性 | 頭痛、めまい、嘔吐、意識障害、麻痺 | 脳梗塞、脳出血 |
| | 動悸、胸痛、不整脈、呼吸苦、意識障害 | 心筋梗塞 |
| | 関節痛、顔面紅斑、発疹、血尿、むくみ | 全身性エリテマトーデス |
| | 全身倦怠感、息切れ、出血傾向、貧血 | 急性期白血病などの悪性腫瘍 |
| うつ熱 | 多量の発汗、尿量減少、血圧低下、頻脈、意識障害 | 熱中症など |

（小澤知子編著. ナビトレ 新人ナースもも子と学ぶ急性期看護のアセスメント―「あと一歩」の実践が身に付く！ 大阪，メディカ出版，2011, p23 を一部改変）

# 1 発熱・高体温

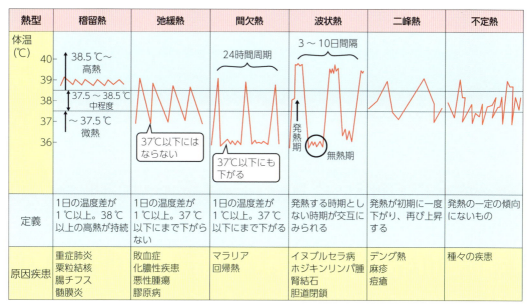

図 2-1-2　発熱パターン
（小澤知子編著. ナビトレ 新人ナースもも子と学ぶ急性期看護のアセスメント―「あと一歩」の実践が身に付く！ 大阪, メディカ出版, 2011, p23 を転載）

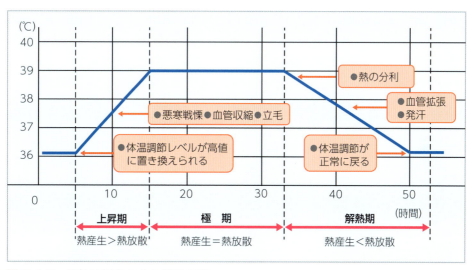

図 2-1-3　発熱の経過と主な随伴症状
（小澤智子編著. ナビトレ 新人ナースもも子と学ぶ急性期看護のアセスメント―「あと一歩」の実践力が身に付く！ 大阪, メディカ出版, 2011, p25 を改変）

表 2-1-3　発熱各期にみられる随伴症状

| 各期 | 随伴症状 |
| --- | --- |
| 上昇期 | 悪寒、鳥肌、立毛、ふるえ、四肢末梢の冷感、血圧上昇 |
| 極期 | 悪寒戦慄の消失、熱感、倦怠感、顔面紅潮、呼吸数の増加、食欲不振、悪心・嘔吐、便秘、下痢、頭重感、頭痛、めまい、筋肉痛・関節痛、蛋白尿、痙攣、意識障害 |
| 解熱期 | 発汗、脱水症状、血圧低下 |

## TOPIC
### 敗血症の定義・診断基準の改訂（日本版敗血症診療ガイドライン 2016）

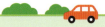

　発熱で特に気を付けなければいけないのが、状態が急激に悪化する可能性が高い敗血症です。敗血症の定義は2016年に改訂され、「感染に対する制御不能な宿主反応に起因した生命を脅かす臓器障害」とされ、従来の重症敗血症という用語は使用しなくなり、敗血症性ショックの定義が採用されました。これにより敗血症と敗血症性ショックの二段階で分類することになりました。

　診断基準については、以前の「感染＋全身性炎症反応症候群（systemic inflammatory response syndrome：SIRS）」から、SOFAスコア（Sequential Organ Failure Assessment）が採用されました。SOFAスコアは、臓器障害の状態を呼吸、凝固、肝機能、心血管、中枢神経、腎機能の6項目について、0〜4点でスコアをつけ、それを合計し、2点以上変化した場合に敗血症と診断します（表）[5]。また、一般病棟や外来などICU以外においては、①呼吸数≧22回/分、②意識変容（GCS（グラスゴー・コーマ・スケール）<15）、③収縮期血圧≦100 mmHgのうち、2つ以上が陽性の場合に敗血症を疑うquickSOFA（qSOFA）の利用を推奨しています。

**表　SOFAスコア**

| スコア | 0 | 1 | 2 | 3 | 4 |
|---|---|---|---|---|---|
| 意識<br>　グラスゴー・コーマ・スケール | 15 | 13〜14 | 10〜12 | 6〜9 | <6 |
| 呼吸<br>　$PaO_2/FiO_2$ (mmHg) | ≧400 | <400 | <300 | <200および呼吸補助 | <100および呼吸補助 |
| 循環 | 平均血圧≧70 mmHg | 平均血圧<70 mmHg | ドパミン>5 μg/kg/分あるいはドブタミンの併用 | ドパミン5〜15 μg/kg/分あるいはノルアドレナリン≦0.1 μg/kg/分あるいはアドレナリン≦0.1 μg/kg/分 | ドパミン>15 μg/kg/分あるいはノルアドレナリン>0.1 μg/kg/分あるいはアドレナリン>0.1 μg/kg/分 |
| 肝<br>　血漿ビリルビン値 (mg/dL) | <1.2 | 1.2〜1.9 | 2.0〜5.9 | 6.0〜11.9 | ≧12.0 |
| 腎<br>　血漿クレアチニン値<br>　尿量 (mL/日) | <1.2 | 1.2〜1.9 | 2.0〜3.4 | 3.5〜4.9<br><500 | ≧5.0<br><200 |
| 凝固<br>　血小板数 ($\times 10^3/\mu L$) | ≧150 | <150 | <100 | <50 | <20 |

(Singer M, Deutschman CS, Seymour CW, et al. The Third International Consensus Definitions for Sepsis and Septic Shock(Sepsis-3). JAMA 2016；315：801-10. より引用)

す（**図2-1-3**[4)]、**表2-1-3**）。

①上昇期：化学的、機械的、精神的刺激によって体温中枢が刺激され体温が上昇する。このとき、からだは熱産生をするために血管や筋肉を収縮させる。高熱になる前の時間をいう。

②極期：セットポイントまで体温が上昇すると代謝が亢進する。代謝の亢進に伴って組織内で酸素や栄養素の需要が上がる時期をいう。

③解熱期：発熱の原因が取り除かれて熱放散をするために体温が低下する期間をいう。

　発熱の看護ケアは、体温の推移に合わせたケアが大切で、随伴症状に合わせたケアで援助することが必要です。

## 7 ▶ 発熱の初期対応

### 1）緊急レベル赤：ショック症状がある発熱

- 意識、呼吸、体温、ショック徴候（5P）、悪寒戦慄、四肢冷感の確認
- 心電図モニター、$SpO_2$ モニターの装着
- 医師に連絡、スタッフ召集、使用機材（酸素投与、静脈ライン確保、動脈圧ライン確保、気管挿管、人工呼吸器、除細動など）を準備し、速やかに処置の対応をする
- 尿道留置カテーテルを挿入する
- 意識レベル低下、呼吸不全の場合は気管挿管をする
- 血液培養の準備
- 抗菌薬、輸液の準備
- 発熱する前までの状況、症状を情報収集して発熱原因のフォーカスを絞る
- 感染症由来：すぐに治療開始
- 悪寒戦慄が消失したら、急速なクーリング（頭部、腋窩、頸部、鼠径部など）

### 2）緊急レベル黄：感染やその他の疾患による発熱（ショックを伴わない発熱）

- 悪寒戦慄を伴う：保温
- 熱感が強い：冷罨法（クーリング）
- 脱水を伴う：水分補給・補液
- 血液培養の準備
- 抗菌薬、輸液の準備
- 発熱する前までの状況、症状を情報収集して発熱原因のフォーカスを絞る
- 感染症由来：すぐに治療開始
  ＊症状に合わせて、酸素投与・末梢ルート確保など

表 2-1-4　発熱各期の看護ケアのポイント

| 各期 | ポイント | 看護ケア |
|---|---|---|
| 上昇期 | 熱の放散を防ぐ | 保温、発汗の促進（部屋の温度を調整するなど） |
| 極期 | 熱の放散を促す | 冷罨法、疼痛緩和、安静の保持、栄養補給、解熱・鎮痛・消炎薬の投与と管理、輸液療法の管理、清潔の援助 |
| 解熱期 | 熱の放散を促す | 清潔の援助、飲水の促進、輸液療法の管理、冷罨法 |

発熱時は、発熱の程度、随伴症状、服薬の効果・副作用、食欲や食事摂取量、水分出納などの継続的な観察と評価をすること。

3）**緊急レベル緑：ショック、感染を伴わない発熱**
- 発熱経過に合わせた対応をし経過観察する
- はじめから心因性とは疑わない

## 8 ▶ 治療

### 1）原因疾患に対する治療
- 薬物療法（解熱・鎮痛、消炎薬、抗生剤の投与）
- 輸液療法

### 2）同時に医師の指示により以下の準備やケア
- 活動と安静（エネルギーを消耗しない）
- 食事療法（消化の良いもの）
- 酸素化および気道クリアランスの改善

## 9 ▶ 看護ケアのポイント

看護ケアは、発熱のどの段階にあるかでそのポイントが変わります。熱産生と熱放散のバランスを知り、適切なケアを提供することが必要です。表 2-1-4 に各期の看護ケアのポイントと具体策を記します。

---

**引用文献**

1) 池松裕子ほか編．症状・徴候別アセスメントと看護ケア．東京，医学芸術新社，2008，p711-721．
2) 厚生労働省．医師及び指定届出機関の管理者が都道府県知事に届け出る基準（修正版）：第 1　全般的事項．2019.4.1
3) 澤口彰子ほか．人体のしくみとはたらき．東京，朝倉書店，2015，p6, 145．
4) 小澤知子編著．ナビトレ 新人ナースもも子と学ぶ急性期看護のアセスメント―「あと一歩」の実践力が身に付く！．大阪，メディカ出版，2011，p7, 25．
5) Singer M, Deutschman CS, Seymour CW, et al. The Third International Consensus Definitions for Sepsis and Septic Shock (Sepsis-3). JAMA 2016 ; 315：801-10.

**参考文献**

- 一般社団法人日本集中治療医学会・日本救急医学会日本版敗血症診療ガイドライン 2016 作成特別委員会編．日本版敗血症診療ガイドライン 2016（J-SSCG2016）．東京，真興交易医書出版部，2017，p16-19．

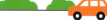

# SCENE 2　呼吸困難

### どう見る？ どう動く？

　Bさん（20歳、男性）は、大学の吹奏楽サークル活動中に、突然息苦しさを感じ、歩くこともできなくなったため、救急車で受診した。入院時バイタルサインは血圧118/74 mmHg、脈拍86回/分、体温36.4℃、呼吸数24回/分、SpO₂ 90％。入院時情報：身長174 cm、体重52 kg。

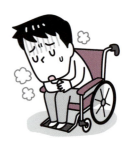

 ## 呼吸困難のファーストアセスメント（緊急レベルの判断）

この事例のファーストアセスメントとフォーカスアセスメントをしましょう。

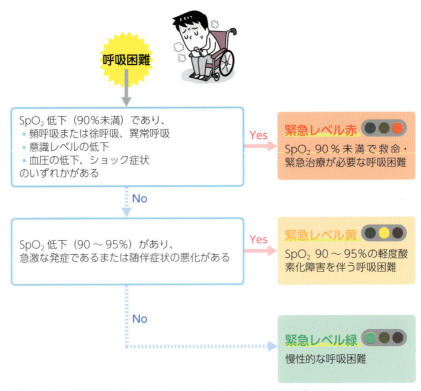

図 2-2-1　呼吸困難のファーストアセスメント・アルゴリズム

34

# 緊急レベルごとのフォーカスアセスメントのプロセスとその視点

## 1 ▶ 緊急レベル赤：SpO₂ 90％未満で救命・緊急治療が必要な呼吸困難

| フォーカスアセスメントのプロセス | アセスメントの視点と対応 |
|---|---|
| 1. 意識レベル・酸素化障害の程度の把握<br>• 意識レベル、$SpO_2$ の観察 | • 生命が危険な状態なので、速やかな処置と対応が必要<br>• 急性呼吸困難の訴えや意識レベル低下を伴う呼吸困難は生命を脅かす可能性があり、適切な換気の維持のために早急に対処する必要がある<br>• 医師への連絡、応援要請、気道確保の準備とともに、医師の指示に基づいた酸素投与を行う<br>• 慢性閉塞性肺疾患（COPD）の急性増悪では、酸素投与により $CO_2$ ナルコーシスに陥る可能性があるため、慎重に投与する |
| 2. 呼吸を妨げる要因の除去 | • 異物や嘔吐物、分泌物など気道内異物がある場合には速やかに除去する |
| 3. 呼吸状態の把握　P.40-41<br>• 呼吸数、チアノーゼの有無、努力呼吸の有無、呼吸パターン、胸郭の動き、呼吸音など | • 呼吸状態の悪化は、生命の危機状態を示すことが多いため、換気の状態を確認するとともに、悪化予防に努める<br>• 呼吸状態から、低酸素状態の早期発見および原因を明らかにする手がかりとし、早期対処につなげる<br>• 異常呼吸を発見した場合には速やかな医師への報告と早期対処が必要 |
| 4. 随伴症状の有無と程度　P.40<br>• 胸痛、喘鳴、血圧上昇・低下、頻脈・徐脈、精神状態など | • 呼吸困難により患者は会話ができないこともあるため、主観的だけではなく客観的な観察により把握する必要がある。随伴症状の悪化にも注意する<br>• 症状や原因に応じて薬剤投与が行われるため、準備を行う |
| 5. 検査データの把握<br>• 動脈血液ガス分析、胸部 X 線所見、心電図モニターなど | • 酸素化障害、$CO_2$ ナルコーシス、呼吸性アルカローシス・アシドーシスなどを評価する |

| フォーカスアセスメントのプロセス | アセスメントの視点と対応 |
| --- | --- |
| 6. 現病歴・既往歴の把握<br>既往歴、現病歴、投与中の薬剤など | ・随伴症状や検査データと合わせて呼吸困難を引き起こす原因の把握に重要 |
| 7. 呼吸困難に伴う苦痛　P.40-44 | ・肺の換気面積、横隔膜運動の面積を増やし、呼吸困難の緩和を図る<br>・安楽な体位を保持することで、患者の苦痛や疲労感を軽減できるように調整する |

## 2 ▶ 緊急レベル黄：$SpO_2$ 90％～95％の軽度酸素化障害を伴う呼吸困難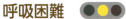

| フォーカスアセスメントのプロセス | アセスメントの視点と対応 |
| --- | --- |
| 1. 呼吸困難の程度と呼吸状態の把握　P.40-44 | ・医師の指示のもと、適切に酸素を投与し酸素化を図る |
| 2. 随伴症状の把握と原因の把握　P.40 | ・原因を推測し、悪化予防および異常の早期発見に努める |
| 3. 検査所見・治療経過の把握<br>・検査：血液ガス分析、血液検査、胸部X線、喀痰培養など<br>・既往歴、現病歴、喫煙歴など<br>・酸素投与量・投与方法や薬剤など | ・検査データの変化により治療も変化する可能性があるため、経過を把握するとともに悪化の早期発見、対応につなげる<br>・呼吸困難は原因に対する治療が優先されるため、医師の指示のもと適切な治療管理を行うことが重要 |
| 4. 日常生活活動・心理面への影響 | ・酸素消費量を最小限とし、安楽の保持を図る<br>・どの程度の活動が可能かを把握・判断し、活動制限に伴う日常生活の支援を行う<br>・呼吸困難に対する不安や恐怖の緩和に努める |
| 5. 環境整備 | ・気温や湿度、埃を除去し、呼吸状態の悪化を予防する |

## 3 ▶ 緊急レベル緑：慢性的な呼吸困難

| フォーカスアセスメントのプロセス | アセスメントの視点と対応 |
|---|---|
| 1. 呼吸困難の経過と疾患・治療の把握 | ・今後、さらに呼吸困難を悪化させる要因がないかを把握する |
| 2. 呼吸状態・随伴症状の状態と経過の把握　P.40 | ・呼吸状態および随伴症状が維持できているか、悪化につながる要因はないかを把握する |
| 3. 日常生活および呼吸困難の悪化予防に対するセルフケアの状況の把握 | ・呼吸困難や随伴症状について理解し、呼吸訓練などの予防行動がとれていることが重要<br>・呼吸困難を誘発するような生活をしていないか、予防するための調整ができているかを把握し、場合に応じて支援を行う<br>・行動制限の中で、家族や周囲の人から必要な支援を受けられているか留意する必要がある |

### 》》》 事例のファーストアセスメントの視点

この事例は、SpO$_2$が90％であり、サークル活動中に突然息苦しさを感じたことから、ファーストアセスメントは緊急レベル黄であると考えられます。

突然の発症であること、呼吸数の増加やSpO$_2$の低下、歩けないほどの呼吸困難があることから、呼吸器系の原因による呼吸困難であると考えられます。酸素化を図り呼吸困難の悪化を予防しながら日常生活が維持できるように、突然の発症に伴う精神面への影響も含めアセスメントしていきます。

 ## 呼吸困難のアセスメント基礎知識

以下、基礎知識を確認していきましょう。

### 1 ▶ 呼吸困難の概念

通常、呼吸は無意識下で行われています。呼吸困難とは、「息が苦しい」「空気が吸い込めない感じ」というような不快感や苦痛などの呼吸に伴う自覚症状のことです。また、呼吸を行うのに、必要以上の努力をしている状態を指します。

## 2 ▶ 発生メカニズム（図 2-2-2）

### 1) 肺胞内のガス交換の異常

$PaO_2$（動脈血酸素分圧）の低下、$PaCO_2$（動脈血二酸化炭素分圧）の上昇、pH の低下が発生すると、延髄の中枢性化学受容体や頸動脈小体の末梢化学受容体が刺激されます。その刺激に対し、呼吸中枢では換気を増加させ、適正な $PaO_2$、$PaCO_2$ を維持できるように作用します。しかし、それが満たされない場合には呼吸困難を感じます。

### 2) 呼吸中枢からの刺激

気道抵抗上昇や二酸化炭素負荷によって呼吸中枢から呼吸筋への活動を増加させる指示が出された場合や意識的に呼吸活動を増加した場合に、換気を行うために必要な呼吸活動量が増加したことが大脳皮質に伝達され、呼吸困難を感じます。

### 3) 肺の伸展と呼吸筋の運動障害

吸息により肺が伸展すると、迷走神経を通して呼吸中枢へ刺激が伝えられ、呼息に移行します。呼息により肺が縮小すると、迷走神経を通って呼吸中枢へ伝えられ、呼息は抑制され、吸息が始まります。これはヘーリング・ブロイエル（Hering-Breuer）反射といい、肺迷走神経反射です。気道抵抗の増加や肺コンプライアンスの低下、呼吸筋が十分な力を発揮できず、呼吸中枢からの指示と実際の換気との間にアンバランスが生じた際に、呼吸困難と自覚されます。

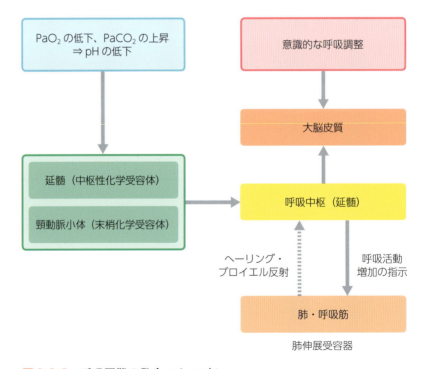

図 2-2-2　呼吸困難の発生メカニズム

## 3 呼吸困難の原因分類と予測される主な疾患

呼吸困難は生理的な反応から心因性など、多様な原因で引き起こされます（**表 2-2-1**）。それぞれの原因によって特徴が異なるため治療やケアも異なります。

## 4 呼吸困難の発症期間と予測される疾患

呼吸困難は発症期間によって3つに分類され、主な原因疾患は、**表 2-2-2** のように呼吸器系、循環器系、その他に分けて予測することができます。

### 表 2-2-1 呼吸困難の原因分類と予測される主な疾患

| 原因 | 特徴 | 予測される主な疾患 |
| --- | --- | --- |
| 生理的反応 | ・運動量の増加や発熱などの代謝亢進による二酸化炭素の増加およびpHの低下により、呼吸中枢が刺激され呼吸運動出力を増大させる<br>・吸入気の酸素濃度の低下 | 激しい運動、発熱、密室での酸素濃度の低下、高山病など |
| 呼吸器系の異常 | 気道の狭窄、肺胞面積の減少、肺の伸展性の低下、呼吸筋の麻痺や運動低下に伴う換気量の減少、呼吸活動量の増加、ガス交換障害 | 気管支喘息、肺気腫、肺炎、肺がん、気胸、重症筋無力症など |
| 循環器系の異常 | ・心機能低下による肺うっ血、肺の弾力性低下、ヘーリング・ブロイエル反射の亢進が起こる<br>・血中酸素の不足、二酸化炭素の増加による呼吸中枢の興奮 | うっ血性心不全、不整脈、大動脈弁機能不全など |
| 貧血 | ヘモグロビンの減少による酸素運搬機能の低下、血中酸素の低下・血中二酸化炭素量の増加による呼吸中枢の興奮 | 重症貧血、大量出血など |
| アシドーシス | 血中二酸化炭素の増加、pHの低下による呼吸中枢の興奮 | 尿毒症、糖尿病など |
| 中枢神経性 | 呼吸中枢の炎症や頭蓋内圧亢進による呼吸中枢の興奮 | 脳炎、脳腫瘍など |
| 心因性 | ・大脳視床下部からの刺激の増加による呼吸中枢の興奮<br>・呼吸に注意が向けられることにより過呼吸となり、$PaCO_2$ 低下、pH 上昇が起こる | 過換気障害、ヒステリー、パニック障害など |
| 薬物性 | 薬物の鎮静作用による呼吸反射の抑制 | 麻酔薬、鎮静薬、麻薬など |

### 表 2-2-2 発症の期間と予測される主な疾患

| 発症の期間 | 予測される主な疾患 | | |
| --- | --- | --- | --- |
| | 呼吸器系 | 循環器系 | その他 |
| 突然の発症 | 気胸、肺血栓塞栓症など | 急性心筋梗塞、発作性心房細動など | アナフィラキシー、気道異物、心因性（過換気症候群、パニック障害など）など |
| 急性発症（数時間〜1週間以内） | 肺炎、気管支喘息、間質性肺炎急性増悪、急性気管支炎、胸膜炎など | 狭心症、心不全など | 代謝性アシドーシス、髄膜炎、脳腫瘍、過換気症候群など |
| 慢性発症（数週〜数ヵ月） | 慢性閉塞性肺疾患、間質性肺炎、肺結核、非定型抗酸菌症、肺がん、胸水、膿胸など | 慢性心不全、肺高血圧症など | 貧血、肥満、重症筋無力症、筋萎縮性側索硬化症、肝疾患など |

## 5 ▶ 呼吸パターン・呼吸音と予測される疾患

呼吸困難に伴う呼吸パターンや呼吸音は多様です。しかし、呼吸パターンや呼吸音を観察することでも、原因疾患を推測することができます。速い呼吸か遅い呼吸かで予測される主な疾患を表 2-2-3 に、呼吸音の種類を図 2-2-3 に示します。

## 6 ▶ 随伴症状

呼吸困難が起こった場合、原因疾患にもよりますが咳嗽、喀痰、喘鳴、胸痛、発熱、チアノーゼ、四肢冷感、頻呼吸、徐呼吸、起座呼吸、頻脈、浮腫、不安、倦怠感などの多様な症状を伴います。表 2-2-4 に呼吸困難の起こり方（期間）と随伴症状から予想される疾患を示します。

### 表 2-2-3 呼吸パターンと予測される主な疾患

| 呼吸パターン | | 特徴 | 予測される主な疾患 |
| --- | --- | --- | --- |
| 速い呼吸 | 浅い | 胸壁・肺コンプライアンス低下による換気量の減少や横隔膜の圧迫による | 間質性肺炎、肺水腫、気胸、肺血栓塞栓症、腹水など |
| | 深い | 呼吸中枢が刺激された場合 | 運動後、過換気症候群など |
| 遅く深い呼吸 | | 気道抵抗の上昇 | 慢性閉塞性肺疾患（COPD）の急性増悪、喘息、代謝性アシドーシスなど |

### 表 2-2-4 随伴症状から予測される疾患

| 発症期間 | 随伴症状 | 予測される疾患 |
| --- | --- | --- |
| 突然〜急性 | 突然の胸痛、呼吸音の減弱など | 気胸 |
| | 胸痛、チアノーゼ、動悸、笛声音など | 肺血栓塞栓症 |
| | 咳嗽、膿性痰、発熱など | 肺炎 |
| | 胸痛、起座呼吸、心拡大、浮腫など | 急性心筋梗塞、急性心不全 |
| | 頻呼吸、不安・苦悶表情など | 過換気症候群 |
| 慢性 | 口すぼめ呼吸、呼気延長、喀痰など | 慢性閉塞性肺疾患（COPD） |
| | 頻呼吸、乾性咳嗽、捻髪音など | 間質性肺炎 |
| | 動悸、労作時息切れ、浮腫など | 慢性心不全 |
| | 2週間以上続く咳嗽、血痰、発熱など | 肺結核 |
| | 眼瞼結膜の蒼白、倦怠感、末梢冷感など | 貧血 |

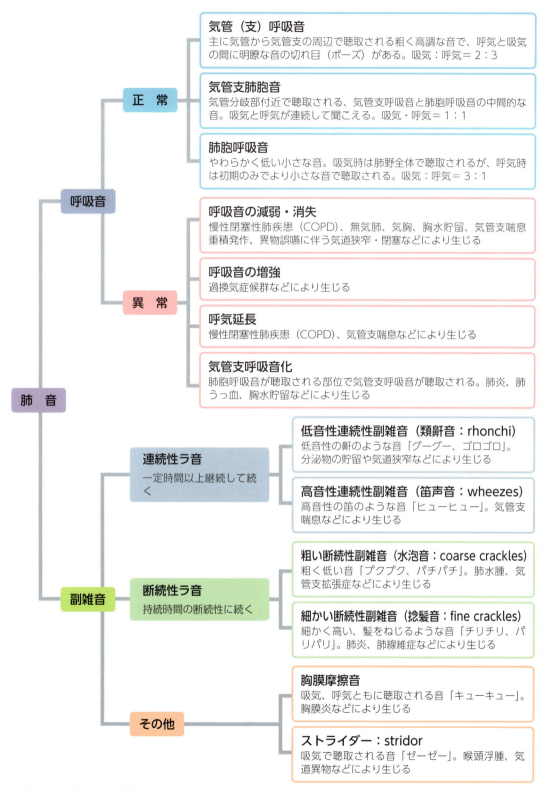

図 2-2-3　呼吸音の種類

(小澤知子編著．対象を理解しながら身体を診る・生活を看る　臨床事例で学ぶ急性期看護のアセスメント　地域医療連携時代の系統的・周術期アセスメント．大阪，メディカ出版，2018，p41 より転載)

## 7 ▶ 呼吸困難の初期対応

**1) 緊急レベル赤**：SpO$_2$ 90%未満で救命・緊急治療が必要な呼吸困難
- 意識レベル、バイタルサイン、呼吸状態の確認
- 医師への連絡、応援を要請し、気道確保（気管挿管、人工呼吸器など）の準備をし、対応する
- 口腔内および気道内異物を除去する
- 酸素投与を開始する
- モニターを装着する
- 静脈ルートの確保、薬剤投与の準備と実施
- 動脈血液ガス分析、胸部X線所見、心電図などの検査を介助し、結果を把握する

**2) 緊急レベル黄**：SpO$_2$ 90～95%の軽度酸素化障害を伴う呼吸困難
- 呼吸状態の観察
- 酸素化の維持（酸素投与、腹式呼吸・口すぼめ呼吸の促し、排痰など）
- 咳の状態、痰の量・色・性状の観察
- 安楽な体位が保持できるように工夫する（ファウラー位、起座位、衣服による圧迫の除去など）
- 患者の不安の軽減（患者を一人にしない、状況及び対応に関する説明など）

**3) 緊急レベル緑**：慢性的な呼吸困難
- 酸素消費量を増加させることなく生活動作や活動を維持できるように調整・指導する（食事、排泄、睡眠など）
- 感染予防（口腔内の清潔保持など）に関する理解度・予防行動を把握し、指導する
- 安楽な体位を保持する
- 環境調整を行う（室温、湿度、空気洗浄など）

## 8 ▶ 治療

### 1) 呼吸困難の評価
呼吸困難を評価するツールとして、ヒュー・ジョーンズ（Hugh-Jones）の分類（**表 2-2-5**）や修正MRC（mMRC、**表 2-2-6**）などがあります。

### 2) 検査
血液ガス分析、血液検査、胸部X線撮影、心電図、心エコー、胸部CT、脳MRI、呼吸機能検査などを行います。

### 3) 治療
基本的には、呼吸困難の原因となる疾患を特定し、その治療を行います。

①気道確保・酸素投与：気管挿管・気管切開などによって気道を確保し、異物の除去、酸素投与などを行う。

### 表 2-2-5 ヒュー・ジョーンズの分類

| 第Ⅰ度 | 同年齢の健常者とほとんど同様の労作ができ、歩行、階段昇降も健常者なみにできる |
|---|---|
| 第Ⅱ度 | 同年齢の健常者とほとんど同様の労作ができるが、坂、階段の昇降は健常者なみにはできない |
| 第Ⅲ度 | 平地でさえ健常者なみには歩けないが、自分のペースでなら 1.6 km 以上歩ける |
| 第Ⅳ度 | 休みながらでなければ 50 m も歩けない |
| 第Ⅴ度 | 会話、衣服の着脱にも息切れを自覚する。息切れのため外出できない |

### 表 2-2-6 修正 MRC（mMRC）息切れスケール

| Grade0 | 激しい運動をしたときだけ息切れがある |
|---|---|
| Grade1 | 平坦な道を早足で歩く、あるいは緩やかな上り坂を歩くときに息切れがある |
| Grade2 | 息切れがあるので、同年代の人よりも平坦な道を歩くのが遅い、あるいは平坦な道を自分のペースで歩いているとき、息切れのために立ち止まることがある |
| Grade3 | 平坦な道を約 100m、あるいは数分歩くと息切れのために立ち止まる |
| Grade4 | 息切れがひどく家から出られない、あるいは衣服の着替えをするときにも息切れがある |

②薬物療法：気管支拡張薬やステロイド、去痰薬などを投与（経口、点滴静脈注射、吸入など）する。ただし、湿性咳嗽を伴う場合は、痰を排出しなければならないため、原則として薬物投与による鎮咳は行わない。

③呼吸リハビリテーション：呼吸困難の軽減を期待して患者個々の状況や能力に適した内容で実施することで、呼吸に必要な筋力の向上や筋肉の柔軟性保持・改善を目指す。また、正しい呼吸法や排痰法を身に付けることで、自分自身で呼吸困難に対処できるようになる。以下に主な呼吸リハビリテーションを挙げる。

- 呼吸訓練法（口すぼめ呼吸、腹式呼吸）
- 排痰法の練習（体位ドレナージ、軽打法、振動法、咳、ハッフィング）
- リラクゼーション（呼吸筋群のマッサージやストレッチング、安楽な姿勢や徒手的呼吸介助手技など）
- モビライゼーション（上肢の挙上運動、ヒップアップ、下肢伸展運動、立ち上がり運動など）
- 呼吸体操・胸郭可動域訓練
- 筋力トレーニング（上肢、下肢、呼吸筋）など

## 9 看護ケアのポイント

### 1）酸素化を図る

気道確保をするとともに、医師の指示に基づく酸素投与などにより、酸素化を図ります。酸素の投与法と特徴などを**表 2-2-7** に示します。

## 表 2-2-7 酸素投与方法とその特徴

| 流量 | 投与方法 | 流量(L/分) | FiO₂(%) | 特 徴 |
|---|---|---|---|---|
| 低流量 | 経鼻カニュラ | 1<br>2<br>3<br>4<br>5<br>6 | 24<br>28<br>32<br>36<br>40<br>44 | ・取り扱いが簡便<br>・酸素吸入しながら会話や食事ができる<br>・閉塞感や圧迫感は少ない<br>・口呼吸や鼻閉塞時には効果が少ない<br>・酸素流量 6L/分まで（鼻粘膜の乾燥や損傷リスクがあるため）<br>・患者自身の換気量に左右されやすい |
| 低流量 | フェイスマスク | 5〜6<br>6〜7<br>7〜8 | 40<br>50<br>60 | ・取り扱いが簡便<br>・鼻カニュラよりも多くの酸素投与が可能<br>・高濃度の酸素投与が可能<br>・圧迫感や閉塞感がある<br>・食事や会話がしにくい |
| 高流量 | ベンチュリーマスク | 4（青）<br>4（黄）<br>6（白）<br>8（緑）<br>8（桃）<br>10（橙） | 24<br>28<br>31<br>35<br>40<br>50 | ・一定の吸入気酸素濃度が必要なときに使用する<br>・設定酸素濃度によって酸素流量とダイリューターを合わせて使用する<br>・高濃度の酸素投与が可能<br>・圧迫感や閉塞感がある<br>・食事や会話がしにくい<br>・高濃度酸素投与による $CO_2$ ナルコーシスなどのリスクがある患者への投与には注意が必要 |
| リザーバー | リザーバー付酸素マスク | 6<br>7<br>8<br>9<br>10 | 60<br>70<br>80<br>90<br>90〜 | ・酸素流量 6L/分以上<br>・高濃度の酸素投与が可能<br>・圧迫感や閉塞感がある<br>・食事や会話がしにくい<br>・高濃度酸素投与による $CO_2$ ナルコーシスなどのリスクがある患者への投与には注意が必要 |

$FiO_2$：吸入酸素濃度。
ベンチュリーマスクでは（ ）にダイリューターの色を示す。
(小澤知子編著．対象を理解しながら身体を診る・生活を看る 臨床事例で学ぶ急性期看護のアセスメント 地域医療連携時代の系統的・周術期アセスメント．大阪，メディカ出版，2018，p44 を一部改変）

### 2）気道の浄化

効果的な咳嗽による排痰の促進・吸引、スクイージングやタッピングの実施、禁煙によって、気道の清浄化を図ります。

### 3）呼吸困難の主観的な評価

呼吸困難は主観的な症状であるため、定量化することは難しいです。しかし、ビジュア

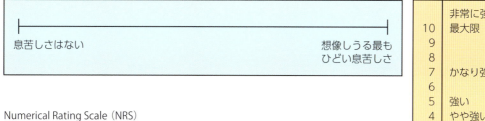

図 2-2-4　呼吸困難の各種評価スケール

ル・アナログ・スケール（Visual Analogue Scale：VAS）や修正ボルグスケール（mBS）などの尺度を用いることで呼吸困難の経時的な変化を評価することができます（図 2-2-4）。

- ビジュアル・アナログ・スケール（VAS）：呼吸困難の量的尺度として用いられる。通常は、患者が自分の状態を加味し、線上にマークをする。慢性閉塞性肺疾患（COPD）の患者への信頼・妥当性は多く検証されているが、がん患者への検証は十分とはいえない。
- ヌーメリック・レイティング・スケール（Numerical Rating Scale：NRS）：VAS に比べ口頭での評価が可能。COPD の患者とがん患者を対象とした妥当性の検証が行われている。
- 修正ボルグスケール（mBS）：短時間で簡便に行うことができ、患者の経時的な変化を把握するのに有用。このスケールは、COPD 患者の運動中の身体機能評価として確立されているが、がん患者の信頼・妥当性の検証は十分とはいえない。

### 4）安楽な体位の保持

起座位やファウラー位、側臥位などは、呼吸面積や横隔膜の運動面積を増大することで、呼吸を助けます。体位をクッションやギャッチアップを利用して、患者が安楽な体位を保持できるように工夫します。また、衣服により呼吸が妨げられないように、衣服を緩めます。

### 5）栄養状態の悪化予防

栄養状態の悪化は、呼吸筋の減少へとつながります。そのため、消化の良い食品を選び、栄養補助食などを活用して、少量ずつ、複数回に分けて摂取します。

### 6）不安・恐怖の軽減

普段は無意識下で行っている呼吸の際に苦しさが伴うことで、その苦しさから患者は生命の危機を感じることがあります。不安や恐怖は呼吸困難を助長する要因にもなりますの

で、頻繁に訪室したり、ナースステーションに近い部屋や静音が確保できる部屋など、患者に合わせて部屋の配置を変更したり、患者が安心感を抱くことができるように配慮します。

### 7）呼吸方法の指導

腹式呼吸は、横隔膜を動かすことで胸腔内のスペースが広がり、換気量が多くなります。口すぼめ呼吸は、呼気時に口をすぼめることによって、胸腔内圧と口腔内圧の差が減少します。そのため、気道の閉塞を防ぎ、1回換気量を増加させます。

### 8）感染予防・対策と環境整備

湿度、温度、埃やたばこの煙などは咳嗽を誘発し、呼吸困難を増強させることがあります。また、呼吸器感染は気道内分泌物を増やしたり、発熱により酸素消費量を増加させたりすることがありますので、空気の清浄化や口腔内の清潔を保つようにします。

咳や排痰がある場合には、原因疾患によっては飛沫感染や空気感染による周囲への感染拡大の可能性があります。原因疾患によっては標準予防策だけでなく、陰圧管理などの感染対策が必要です。

体動や他者との会話は酸素消費量を増加させるため、生活動作や活動量を調整するとともに、日常生活行動の不足に対しては支援します。ただし、過度な行動制限はさらに活動性を低下させるだけでなく、ストレスを増大させることにもなりますので、活動と休息のバランスを図るように留意します。

---

## column 呼吸不全と呼吸困難

呼吸困難は患者の主観的な症状であるのに対し、呼吸不全は $PaO_2$ が 60 mmHg 以下が診断基準です。$PaO_2$ は血液ガス分析が必要ですが、パルスオキシメーターを用いた経皮的動脈血酸素飽和度（$SpO_2$）は、経時的に非侵襲的に測定することが可能です。酸素解離曲線を用いて $SpO_2$ からおおよその $PaO_2$ が判断できるため、呼吸状態の評価に活用することができます。ただし、慢性呼吸器疾患などの患者では、酸素濃度の低下がある場合にも、呼吸困難の自覚がない場合がありますので注意が必要です。

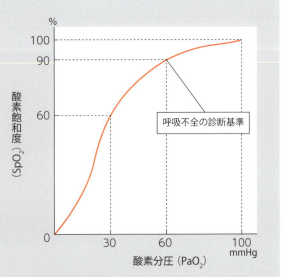

図　酸素解離曲線

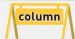 **咳と痰**

呼吸器の感染症やアレルギー反応により気道内分泌物が増加し、咳や痰がみられます。痰の貯留や頻繁な咳は呼吸困難を引き起こす要因の1つです。呼吸困難の状態と合わせて咳や痰の状態を観察することも重要です。

1. 呼吸困難に伴う咳・痰の状態と主な原因疾患
   - 乾性咳嗽：気胸、急性胸膜炎、心不全、肺血栓塞栓症など
   - 湿性咳嗽：細菌性肺炎、うっ血性心不全など
   - 血痰、喀血：肺梗塞、肺がん、肺結核、気管支拡張症など

2. 咳の種類

   咳は性質や出現期間によって分類することができます。

   1) 咳の持続期間による分類
      - 急性咳嗽（acute cough）：持続期間が3週間未満
      - 遷延性（亜急性）咳嗽（subacute cough）：持続期間3週間以上8週間未満
      - 慢性咳嗽（chronic cough）：持続期間8週間以上

   2) 咳の性質による分類（表1）
      - 乾性咳嗽：痰を伴わない咳。刺激性ガスや異物などの物理的・化学的刺激、冷気などの温度刺激や炎症などが気道粘膜を刺激して起こる。
      - 湿性咳嗽：痰を伴う咳。気道内の分泌物などの刺激により起こる。

3. 痰の性状による分類（表2）

   痰は性状によって、分類することができます。

**表1 咳の出現期間・性質と主な原因疾患**

| 持続期間 | 咳の性質 | 主な原因疾患 |
| --- | --- | --- |
| 急性 | 乾性 | 異物、上気道炎、気胸、肺塞栓症、無気肺、マイコプラズマ、クラミジアなどによる肺炎、過敏性肺炎、薬剤性肺炎、百日咳など |
| | 湿性 | 咽頭炎・喉頭炎、気管支炎、細菌性肺炎、誤嚥性肺炎、肺化膿症、肺水腫、心不全など |
| 遷延性（亜急性） | 乾性 | 咳喘息、アトピー咳嗽、胃食道逆流症（GERD）、感染後咳嗽など |
| | 湿性 | 副鼻腔気管支炎症候群、肺結核など |
| 慢性 | 乾性 | 咳喘息、アトピー咳嗽、胃食道逆流症（GERD）、間質性肺炎、肺がん、心因性咳嗽など |
| | 湿性 | 副鼻腔気管支炎症候群、後鼻漏、慢性気管支炎、気管支拡張症、肺がんなど |

（小澤知子編著．対象を理解しながら身体を診る・生活を看る 臨床事例で学ぶ急性期看護のアセスメント 地域医療連携時代の系統的・周術期アセスメント．大阪，メディカ出版，2018, p42を一部改変）

表2 痰の種類と性状、主な疾患

| 種類 | 性状 | 主な疾患 |
|---|---|---|
| 漿液性痰 | サラサラ、希薄、流動性 | 肺うっ血（淡血性泡沫状）、肺水腫、肺結核 |
| 粘液性痰 | ネットリ、粘稠性、灰白色 | 咽頭炎、喉頭炎、肺結核 |
| 膿性痰 | ネバネバ、膿性、黄緑色 | 気管支炎、肺炎、肺化膿症、肺結核 |
| 粘液膿性痰 | 粘液痰の中に膿性痰が混入 | 気管支炎、気管支拡張症、肺結核 |
| 漿液性粘液膿性痰 | 漿液性、粘液性、膿性痰が混入 | 肺化膿症、気管支拡張症 |
| 血性痰 | 血痰、線状混入、点状混入 | 咽頭がん、肺結核、気管支拡張症、肺化膿症、細菌性肺炎、肺腫瘍 |

（小澤知子編著．対象を理解しながら身体を診る・生活を看る 臨床事例で学ぶ急性期看護のアセスメント 地域医療連携時代の系統的・周術期アセスメント．大阪，メディカ出版，2018，p55 より転載）

#### 引用文献

1) 小澤知子編著．対象を理解しながら身体を診る・生活を看る 臨床事例で学ぶ 急性期看護のアセスメント 地域医療連携時代の系統的・周術期アセスメント．大阪，メディカ出版，2018，p36-56．

#### 参考文献

- 特定非営利活動法人日本緩和医療学会緩和医療ガイドライン作成委員会．がん患者の呼吸器症状の緩和に関するガイドライン 2016 年版．東京，金原出版，2016，p14-16．
- 長尾大志．まるごと図解 呼吸の見かた．東京，照林社，2016，p70-75．
- 井上智子ほか編．緊急度・重症度からみた症状別看護過程＋病態関連図，第 2 版．東京，医学書院，2014，p496-514．
- 川村雅文ほか．系統看護学講座 専門分野Ⅱ 成人看護学 2，第 14 版．東京，医学書院，p496-515．
- 関口恵子．根拠がわかる症状別看護過程―こころとからだの 56 症状・事例展開と関連図．東京，南江堂，2002，p11-18．
- 小田正枝編．プチナース BOOK 症状別 看護過程 アセスメント・看護計画がわかる！ 東京，照林社，2014，p1-14．
- 小田正枝編．プチナース BOOK 症状別 観察ポイントとケア チャートでわかる！ 東京，照林社，2016，p35-46．
- 岡元和文編．症状・徴候を看る力！―アセスメントから初期対応（ケア）まで．東京，総合医学社，2013，p125-131．

memo

# SCENE 3 低血圧

### どう見る？どう動く？

Cさん、80歳代、男性。胃がんで胃の全摘術を受け、術後1日目。午前中の検温時、血圧138/86 mmHg、脈拍82回/分、体温37.5℃、呼吸数14回/分であった。その後、離床をしようと立ち上がったところ、嘔気、めまいを生じた。呼吸数は20回/分、呼吸困難はなく、意識レベル低下、末梢冷感はない。血圧を測定したところ98/68 mmHg、脈拍は108回/分であった。

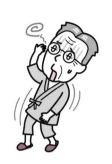

##  低血圧のファーストアセスメント（緊急レベルの判断）

この事例のファーストアセスメントとフォーカスアセスメントを考えましょう。

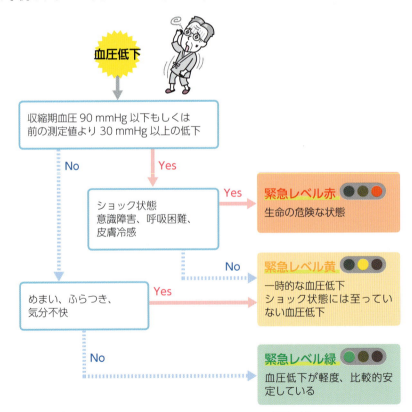

図 2-3-1　低血圧のファーストアセスメント・アルゴリズム（文献1より一部改変して転載）

# 緊急レベルごとのフォーカスアセスメントのプロセスとその視点

## 1 ▶ 緊急レベル赤：生命の危険な低血圧

| フォーカスアセスメントのプロセス | アセスメントの視点と対応 |
|---|---|
| **1. ショックに陥ってないかの判断** P.54-55<br>・ショック状態の場合は、ただちに緊急対応（心肺蘇生、気道確保、静脈路確保）をする | ・ショックに陥っている場合は、生命の危険な状態なので、速やかな処置が必要である。ショック徴候（5P）の症状がある場合はショック状態である<br>・医師に連絡し、スタッフの招集、使用機材を準備する<br>・全身臓器、主要臓器への血液循環を確保する<br>・意識レベルの低下は全身の血液循環不良による急激な血圧低下や低酸素によって起こるため、最初に確認する<br>・橈骨動脈が触れない場合は、大腿動脈、頸動脈を確認する<br>・末梢の循環不全はいち早く現れるので、末梢循環不全の徴候（四肢末梢、口唇・頬粘膜のチアノーゼ、爪床色や眼球結膜の蒼白化）を観察する |
| **2. 随伴症状の把握と原因の探索** P.54-55<br>・バイタルサイン測定とモニタリング<br>・血圧の左右差、上下肢差<br>・既往歴、心疾患の有無、出血傾向、術後、感染創、使用薬剤、中心静脈穿刺後などを確認 | ・バイタルサインをモニタリングしながら、ショックの原因（表 2-3-1）を患者の背景をもとに推測する<br>・血圧の左右差、上下差がある場合は、大動脈解離が疑われる<br>・心疾患の有無があれば心原性、出血があれば循環血液量減少性、感染があれば敗血症性、術後であれば循環血液量減少性、心原性、心外閉塞・拘束性、中心静脈穿刺後であれば緊張性気胸など、原因として考えられることを念頭におきながら、確認を行う<br>・緊張性気胸や心タンポナーデの場合は心停止する可能性があり、原因を解除するための処置がすぐに行われるため、準備をする<br>・X線写真、12誘導心電図、心エコー、血液検査などの結果を確認することで原因がわかり、どのような治療が開始されるのかを把握することができる |

## 2 ▶ 緊急レベル黄：一時的な血圧低下、ショック状態には至っていない血圧低下

| フォーカスアセスメントのプロセス | アセスメントの視点と対応 |
|---|---|
| 1. バイタルサインの継続的な観察と随伴症状の把握 P.54-55<br><br>2. 原因の探索<br>・検査所見、既往歴、家族歴、生活習慣などの聴取 | ・バイタルサインや症状に変化がある場合は、急変の可能性がある<br>・血圧低下が続いている場合は、原因の探索に努める<br>・生理的な日内変動の範囲を超えた血圧低下は重症化する可能性がある。原因検索に努めるとともに、注意深い観察が必要[1] |

## 3 ▶ 緊急レベル緑：血圧低下が軽度、慢性的な低血圧

| フォーカスアセスメントのプロセス | アセスメントの視点と対応 |
|---|---|
| 1. バイタルサインの継続的な観察と随伴症状の把握<br><br>2. 原因の検察<br>・検査所見、既往歴、家族歴、生活習慣などの聴取<br><br>3. 経過観察 | ・バイタルサインや症状に変化がないか確認する<br>・日常生活に支障をきたすことがないか、あるいは失神発作や転倒などの危険性がないか[1]確認する |

### ≫≫ 事例のファーストアセスメントの視点

収縮期血圧は 90 mmHg 以下ではありませんが、前の測定値よりも 30 mmHg 以上の低下があります。しかし、ショック状態、意識レベル低下、呼吸困難、末梢冷感はないため、緊急レベル黄と判断できます。Cさんは術後 1 日目であり、離床に伴って血圧低下が起こっていることから、起立性の低血圧であり、嘔気、めまいは血圧低下によるものであると考えられます。

低血圧のアセスメント基礎知識

### 1 ▶ 血圧のメカニズム

血圧を決定する要因は、心拍出量、総末梢血管抵抗の2つです。どちらかの変化によって、血圧は低くなったり高くなったりします。
①心拍出量：体液量や心収縮力が関与。
②総末梢血管抵抗：末梢の細動脈が収縮・弛緩、血管の肥厚が関与。

### 2 ▶ 低血圧の概念

低血圧とは、収縮期血圧が何らかの原因で通常よりも低下していることです。一般に収縮期血圧が100 mmHg以下を低血圧といいますが、めまい、ふらつき、耳鳴り、食欲不振、倦怠感、手足の冷え、むくみなどの症状がある場合に、低血圧症として治療の対象となります。

普段の血圧が高い人は、収縮期血圧90 mmHg以上でもショック症状を呈することがありますので、症状を見逃さないよう注意する必要があります。

### 3 ▶ 血圧低下による全身への影響

①循環血液量が不十分になる：代償作用による血圧低下が起こり、末梢循環障害が現れる。
②全身の重要臓器の血流不足：組織に血液、酸素、栄養素がいかないことによってSpO$_2$低下、チアノーゼや皮膚の蒼白化が起こる。
③低酸素血症（全身の組織で酸素不足が顕著）：SpO$_2$がさらに低下し、脳に血流が届かず、意識障害が出現する。
④細胞の代謝障害、臓器の機能不全：細胞が傷害を受け、多くの細胞の機能が低下し、臓器が機能しなくなる。

### 4 ▶ 低血圧の原因

いくつかの原因がありますが、ショックは緊急度が高くなります。ショックとは、急性の循環障害で、全身の組織に必要十分な酸素と栄養を送ることができない状態です。細胞機能障害が起こり、ショック状態が遷延すると臓器障害に発展します。

1) ショック

ショックは表2-3-1のように大きく4つに分類されます。バイタルサインや症状からどのようなショックが起こっているか推測することができます（表2-3-2）。

### 表 2-3-1　ショックの種類と特徴

| ショックの分類 | 病態 | 原因・例 | 治療 |
|---|---|---|---|
| 血液分布異常性 | 末梢血管の拡張により、相対的に循環血液量が減少する | 神経原性<br>アナフィラキシー<br>敗血症性 | 輸液療法<br>血管収縮薬 |
| 循環血液量減少性 | 絶対的に循環血液量が減少する | 出血、脱水、熱傷 | 輸液・輸血療法 |
| 心原性 | 心臓のポンプ機能が急激に低下する | 心機能低下、不整脈 | 強心薬、補助循環装置輸液・輸血療法 |
| 心外閉塞・拘束性 | 心嚢の圧迫、血管閉塞により、心機能が低下する | 心タンポナーデ<br>緊張性気胸 | 原因の除去（胸腔穿刺、胸腔ドレナージなど） |

（佐伯由香．"酸素を送り出す機能とその障害"．呼吸機能障害／循環機能障害．第3版．佐伯由香ほか編．大阪，メディカ出版，2019，p183．（ナーシンググラフィカ　健康1）より転載）

### 表 2-3-2　ショックの種類によるバイタルサインの特徴

| | 血液分布異常性ショック | | | 循環血液量減少性ショック | 心原性ショック | 心外閉塞・拘束性ショック |
|---|---|---|---|---|---|---|
| | アナフィラキシーショック | 敗血症性ショック | 神経原性ショック | | | |
| 脈拍 | 徐脈、頻脈 | 徐脈、頻脈 | 徐脈、頻脈 | 頻脈 | 徐脈、頻脈 | 徐脈、頻脈 |
| 末梢冷感 | あり | なし（末期はあり） | あり | あり | あり | あり |
| SpO₂低下 | あり | あり | あり | あり | あり | 顕著にあり |
| 不整脈 | | | | | 比較的出やすい | |

#### 2) ショック以外

ショック以外の低血圧の種類と原因には以下のようなものがあります[2]。

- **本態性**：はっきりとした原因は不明。
- **二次性（症候性）**：ホルモン異常（甲状腺機能低下、副腎機能低下、下垂体前葉機能低下）、あるいは服用薬剤により起こる。
- **起立性**：臥位→起立または座位→立位で収縮期血圧が20〜30 mmHg以上、または拡張期血圧が10〜15 mmHg以上低下する場合に、脳血流が減少し、脳虚血の症状を発症する。肺動脈、心房、心室にある低圧系の圧受容体を介して交感神経を活性化し、末梢血管抵抗を増大させ血圧を維持しようとする機構が、糖尿病や薬物などが原因でうまく働かないために起こる。
- **食後性**：食後、消化のために血流が消化管に集中し、循環血液量が減少する。

## 5 ▶ 低血圧に伴う症状

### 1) ショック徴候（5P）

血圧が低下しなくても前兆として現れることがあります。

①蒼白（pallor）：末梢血管が収縮した状態で、皮膚や眼瞼結膜の蒼白がみられる。

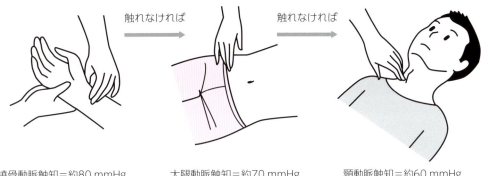

橈骨動脈触知＝約80 mmHg　　大腿動脈触知＝約70 mmHg　　頸動脈触知＝約60 mmHg

**図 2-3-2　動脈触知と血圧の関係**

②虚脱（prostration）：脳血流が低下して脳の機能が抑制され、不安、興奮、錯乱状態、傾眠、応答遅延がみられる。

③冷汗（perspiration）：交感神経が抑制され、ジトっとした冷たい発汗がみられる。

④脈拍触知不能（pulselessness）：心拍出量が低下し末梢血管抵抗が上昇し、脈圧の減少がみられる。動脈触知と血圧の関係を図 2-3-2 に示す。

⑤呼吸不全（pulmonary deficiency）：脳血流が低下し、呼吸中枢の機能が抑制され、呼吸抑制がみられる。

その他、尿量低下、心拍数の変化、精神状態の変化、めまい、失神、全身倦怠感、四肢冷感などの症状があります。

## 6 ▶ 低血圧の初期対応

### 1）緊急レベル赤：生命の危険な低血圧

- 意識、呼吸、脈拍、体温、ショック徴候（5P）の確認
- 心電図モニター、$SpO_2$ モニターを装着する
- 医師に連絡、スタッフの招集、使用機材（酸素投与、静脈ライン確保、動脈圧ライン確保、気管挿管、人工呼吸器、除細動など）を準備し、速やかに処置の対応をする
- 末梢静脈、中心静脈ルートを確保する
- 尿道留置カテーテルを挿入する
- 意識レベルが低下したら、気管挿管をする
- 致死性不整脈に備え、薬物療法、除細動の準備をする
- 心肺停止したら、心肺蘇生。開胸、PCPS（経皮的心肺補助）、IABP（大動脈内バルーンパンピング）などの準備をする
- 緊張性気胸の場合は胸腔ドレナージ、心タンポナーデの場合は心嚢ドレナージの準備をする
- 出血が原因の場合は、輸血の準備をする

> 2) **緊急レベル黄：一時的な血圧低下、ショック状態には至っていない血圧低下**
> - 仰臥位安静にし、経時的にバイタルサイン、症状を確認する
> - 酸素マスク、末梢静脈ルートを準備する
>
> 3) **緊急レベル緑：血圧低下が軽度、慢性的な低血圧**
> - 仰臥位安静にし、経過観察する

## 7 ▶ 低血圧の治療

以下で治療が行われます。

①心肺蘇生

②補助循環 PCPS、IABP：薬物療法の効果がない心原性ショックの場合に行うため、準備をする。

③薬物療法：輸液、昇圧剤などの投与。
- 出血、脱水の場合は、昇圧剤投与の前に、輸液や輸血をするため、準備をする。
- 心原性ショックは、多量輸液に注意する。

④食事療法

　慢性的な低血圧では、高エネルギー、高タンパク、水分、塩分の摂取を行う。

⑤原因疾患に対する治療

　完全房室ブロックや 40 回 / 分以下の徐脈の場合は、経皮的緊急ペーシングを行う。

## 8 ▶ 低血圧の看護ケア

以下のような点に留意し、その時々の患者の状態に合わせて行います。

①救命処置の対応

②継続的な観察・評価

③全身管理

　ⅰ 呼吸の維持
- 酸素療法、人工呼吸器管理

　ⅱ 主要臓器の血流維持
- 補助循環に使用される機器の管理
- 輸液、輸血、薬剤管理
- 安静の保持：体動を避け、ベッド上安静を保持し、下肢を挙上する。肺うっ血がある場合は、下肢は挙上せず、水平仰臥位とする。

④栄養管理

⑤日常生活援助

　ⅰ 活動と休息
- 循環動態の変動に注意した体位変換を行う。

- 十分な睡眠を確保する。

ⅱ 栄養管理
- 生命維持、回復過程を促進するうえで重要である。
- 高カロリー輸液中は感染に、経腸栄養中は下痢に注意する。

ⅲ 清潔の保持
- セルフケア不足が生じるため、感染予防のために清潔を保持する。

ⅳ 排泄の援助

ⅴ 保温
- 低体温に陥りやすいので保温する。

⑥精神的援助
- 生命の危険を感じて、不安や抑うつ状態になりやすく、治療によるストレスが増強するため、訴えを傾聴し、適切な助言や援助を行い、安心してもらう。

### 引用文献
1) 大塚博明．"血圧低下"．症状・徴候別アセスメントと看護ケア．池松裕子ほか編．東京，医学芸術社，2008，p278-287．
2) 佐伯由香．"酸素を送り出す機能とその障害"．呼吸機能障害／循環機能障害．第3版．佐伯由香ほか編．大阪，メディカ出版，2019，p183．(ナーシング・グラフィカ 健康1)

### 参考文献
- 岡元和文編．症状・徴候を看る力！―アセスメントから初期対応（ケア）まで．医学芸術新社，2013，p57-62．
- 佐藤憲明編．ナースビギンズ 急変対応力10倍アップ臨床実践フィジカルアセスメント．東京，南江堂，2012，p102-105．
- 奥寺 敬編．救急外来トリアージ実践マニュアル．大阪，メディカ出版，2010，p41-48．

# SCENE 4 高血圧

### どう見る？ どう動く？

Dさん、50歳代、女性。2日前から頭痛があり、市販薬で様子をみていた。デスクで仕事中、頭痛が増強、嘔気もあるため、外来を受診した。意識レベル清明、血圧178/98mmHg、脈拍60回/分、体温36.8℃、呼吸数16回/分であった。

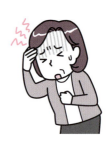

 高血圧のファーストアセスメント（緊急レベルの判断）

この事例のファーストアセスメントとフォーカスアセスメントを考えましょう。

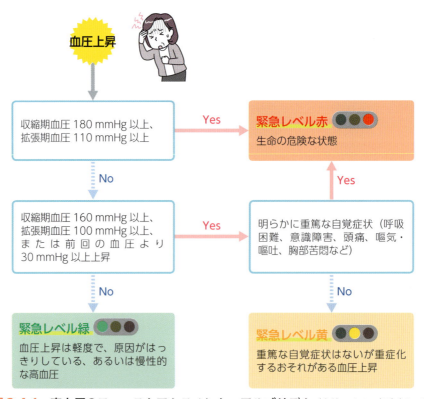

図2-4-1　高血圧のファーストアセスメント・アルゴリズム（文献1より一部改変して転載）

# 緊急レベルごとの焦点アセスメントのプロセスとその視点

## 1 ▶ 緊急レベル赤：生命の危険な状態

| フォーカスアセスメントのプロセス | アセスメントの視点と対応 |
|---|---|
| **1. 血圧上昇（収縮期血圧 180 mmHg 以上、拡張期血圧 110 mmHg 以上）** P.61<br>・血圧の左右差・上下肢差の確認<br>・脈拍、呼吸、体温の確認<br>・意識障害がある場合は、瞳孔の確認 | ・血圧値が左記のような値ではなくても、意識障害、頭痛、嘔気・嘔吐、呼吸困難、胸痛、胸部苦悶、背部痛などの随伴症状がある場合、高血圧緊急症と判断され、速やかな対応が必要となる<br>・高血圧緊急症はすぐに降圧治療を開始しなければ各臓器に重篤な障害を起こす病態で、脳出血、脳梗塞、頭蓋内圧亢進、左心不全、大動脈解離、子癇、腎不全などがあり、生命の危険な状態である |
| **2. 随伴症状の把握** P.62<br>・意識障害、頭痛、嘔気・嘔吐、呼吸困難、胸痛、胸部苦悶、背部痛など | ・意識障害、頭痛、嘔気・嘔吐がある場合は、脳出血、脳梗塞が疑われる。血圧高値が持続すると、頭蓋内圧が亢進し、呼吸・心停止が起こる可能性がある<br>・呼吸困難がある場合は、心不全の可能性がある。血圧高値が持続すると、呼吸・心停止が起こる可能性がある<br>・胸痛、胸部苦悶は、急性冠動脈疾患（心筋梗塞、狭心症）、大動脈解離、肺梗塞の可能性がある<br>・血圧の左右差・上下肢差がある場合、大動脈解離が疑われるため、四肢の血圧測定を行う。血圧高値が持続すると、動脈瘤の破裂、解離の進行を招き、破裂すれば心停止、解離が進行すれば、冠動脈、腎動脈、腹腔動脈など主要臓器の血流低下が起こる |

## 2 ▶ 緊急レベル黄：重症化するおそれのある血圧上昇[1]

| フォーカスアセスメントのプロセス | アセスメントの視点と対応 |
|---|---|
| 1. 血圧上昇<br>• 収縮期血圧 160 mmHg 以上、拡張期血圧 100 mmHg 以上、または測定直前の血圧より 30 mmHg 以上上昇 | • 生理的な日内変動の範囲を超えた血圧上昇は、何らかの血圧を上昇させる疾患があることが考えられる |
| 2. バイタルサインの経時的な観察、随伴症状の把握 | • 重症化の可能性があるため、原因探索に努めるだけでなく注意深く観察する<br>• 交感神経の緊張による血圧上昇は、痛みや呼吸困難、心理的な興奮で起こる |
| 3. 検査所見、既往歴、家族歴、食習慣、嗜好品、生活習慣などの聴取、血圧上昇の原因・誘因の探索 | • 原因検索のための情報であると同時に、生活指導を行うための重要な情報となる |

## 3 ▶ 緊急レベル緑：血圧上昇が軽度、慢性的な高血圧[1]

| フォーカスアセスメントのプロセス | アセスメントの視点と対応 |
|---|---|
| 1. 血圧上昇が軽度 | • 血圧上昇の原因がはっきりしていて特別な処置を講じなくても回復する |
| 2. 随伴症状がない | |
| 3. 経過観察 | • 高血圧が長期間続くと合併症が発生するので、食事、運動などの生活指導に努める |

### ▶▶▶ 事例のファーストアセスメントの視点

血圧は 178/98 mmHg ですので収縮期血圧は 160 mmHg 以上、拡張期血圧は 100 mmHg 以下です。意識障害はありませんが、頭痛、嘔気があるため、高血圧の原因として頭蓋内圧亢進が考えられ、緊急レベル赤 の判断になります。

高血圧のアセスメント基礎知識

### 1 ▶ 血圧のメカニズム

血圧を決定する要因は、心拍出量、総末梢血管抵抗の2つです。どちらかの変化によって、血圧は変化します。
①心拍出量：体液量や心収縮力が関与。
②総末梢血管抵抗：末梢の細動脈が収縮・弛緩、血管の肥厚が関与。

### 2 ▶ 高血圧の概念

高血圧とは、その人の通常の血圧に比較して、はっきりとした上昇がある場合のことです。血圧はさまざまな原因で上昇しますが、はっきりとした原因がなくても上昇することがあります。血圧が急激に上昇したり、上昇が長期化すると、生体に重大な損傷を与えます。

通常の血圧が慢性的に高い場合は、高血圧症といいます。140/90mmHg以上を高血圧とすることは世界のガイドラインで共通です。

日本高血圧学会では、成人の血圧値について分類を**表2-4-1** [2)] のように示しています。

### 3 ▶ 高血圧の全身への影響

高血圧によって以下のようなことが起こります。
①血管への圧負荷、血管の破裂や動脈硬化
②血管の破裂による脳出血、圧負荷による左室肥大→心不全、動脈硬化による脳梗塞、眼底出血、狭心症、心筋梗塞、腎硬化症、閉塞性動脈硬化症

**表2-4-1 成人における血圧値の分類（mmHg）**

| | 分類 | 収縮期血圧 | | 拡張期血圧 |
|---|---|---|---|---|
| | 正常血圧 | ＜120 | かつ | ＜80 |
| | 正常高値血圧 | 120～129 | かつ | ＜80 |
| | 高値血圧 | 130～139 | かつ/または | 80～89 |
| 高血圧 | Ⅰ度高血圧 | 140～159 | かつ/または | 90～99 |
| | Ⅱ度高血圧 | 160～179 | かつ/または | 100～109 |
| | Ⅲ度高血圧 | ≧180 | かつ/または | ≧110 |
| | （孤立性）収縮期高血圧 | ≧140 | かつ | ＜90 |

この表の値は「診察室血圧」である。
（日本高血圧学会．高血圧治療ガイドライン2019．ライフサイエンス出版，2019．より改変）

## 4 ▶ 高血圧の分類と原因

高血圧の分類と主な原因などを **表 2-4-2**[2] に示します。

## 5 ▶ 高血圧に伴う症状

頭痛、意識障害、呼吸困難、下肢の浮腫、胸部苦悶、胸痛、背部痛、動悸、発汗、頻脈、徐脈、肩こり、めまい、耳鳴り、悪心・嘔吐、痙攣、手足のしびれ、顔面紅潮などが現れます。

## 6 ▶ 高血圧の初期対応

**1) 緊急レベル赤：生命の危険な状態**
- 意識、呼吸、脈拍、体温の確認をする
- 心電図モニター、SpO₂モニターを装着する
- 医師に連絡、スタッフの招集、使用機材（酸素投与、静脈ライン確保）を準備し、速やかに処置の対応をする
- 意識レベルの低下や呼吸状態が悪化したら、気道確保をし、気管挿管、人工呼吸器の準備をする
- 降圧薬を準備する

**2) 緊急レベル黄：重症化するおそれのある血圧上昇**
- 仰臥位安静にし、経時的にバイタルサイン、症状を確認する
- 酸素マスク、末梢静脈ルートを準備する

**3) 緊急レベル緑：血圧上昇が軽度、慢性的な高血圧**
- 仰臥位安静にし、経過観察する

## 7 ▶ 高血圧の治療

以下のようなことが行われます。
① 救命処置
② 薬物療法：降圧薬、利尿薬など。
③ 食事療法、運動療法：軽度の高血圧は生活習慣を変えるだけでも改善する。食事では塩分や摂取量を制限し、禁煙を勧める。有酸素運動を行い、肥満の解消に努める。

## 8 ▶ 高血圧の看護ケア

患者の状態に応じて、以下のような看護ケアを行います。
① 救命処置
② 継続的な観察・評価
③ 全身管理

表 2-4-2 高血圧の分類と主な原因、特徴など

| 分類 | | 主な原因 | 特徴・メカニズム |
|---|---|---|---|
| 本態性 | | 不明 | 全高血圧の 90％を占め、慢性に進展。遺伝的な因子や食事などの環境因子が考えられる |
| 二次性 | 腎性 | 腎動脈狭窄<br>糸球体腎炎<br>腎盂腎炎<br>尿路結石 | 腎機能低下に伴う体液量の増加による血圧の上昇、あるいは腎動脈の狭窄によって、レニン・アンジオテンシン・アルドステロン系の活性化によりNaが貯留して体液量が増加し、血圧が上昇する |
| | 内分泌性 | アルドステロン症<br>クッシング症候群<br>褐色細胞腫 | 循環血液量が増加して血圧が上昇する。過剰のカテコールアミン産生により、血圧が発作性ないしは持続性に上昇する |
| | 心・血管系 | 動脈硬化症 | 血管の弾性が低下して収縮期高血圧が起こる。高齢者に多い |
| | 神経系 | 脳腫瘍<br>脳血管障害 | 頭蓋内圧上昇に伴う脳虚血を代償するために血圧が上昇する |
| その他 | | 妊娠高血圧症候群<br>(妊娠中毒症) | 妊娠により、血流量が増加して血圧が上昇する |

(大塚博明."血圧上昇".症状・徴候別アセスメントと看護ケア.池松裕子ほか編.東京,医学芸術社,2008,p271 より転載)

- 呼吸の維持：酸素療法、人工呼吸器管理
- 主要臓器の血流維持
- 鎮痛・鎮静

④日常生活援助

- 活動と休息：循環動態の変動に注意しながら、体位変換を行う。サーカディアンリズムを乱さないよう十分な休息（睡眠）が得られるようにする。
- 清潔の保持
- 排泄の援助：排便による努責は血圧を上昇させるため、努責は避けるよう指導する。
- 室温の調整：急激な寒冷刺激は血圧を変動させる。

⑤生活指導

- 栄養：塩分制限（1日6ｇ未満）、コレステロール、飽和脂肪酸の摂取を控える。
- 体重：BMI 25 未満を目標とする。
- 運動
- 禁煙

⑥精神的援助

- 生命の危険を感じて、不安や抑うつになりやすく、治療によるストレスが増強するため、訴えを傾聴し、適切な助言・指導を行い、安心させる。

**引用文献**
1) 大塚博明．"血圧上昇"．症状・徴候別アセスメントと看護ケア．池松裕子ほか編．東京，医学芸術社，2008，p278-287．
2) 日本高血圧学会．高血圧治療ガイドライン 2019．ライスサイエンス社，2019．

**参考文献**
- 岡元和文編．症状・徴候を看る力！―アセスメントから初期対応（ケア）まで．医学芸術新社，2013，p57-62．
- 佐藤憲明編．ナースビギンズ 急変対応力 10 倍アップ臨床実践フィジカルアセスメント．東京，南江堂，2012，p102-105．
- 奥寺 敬編．救急外来トリアージ実践マニュアル．大阪，メディカ出版．2010，p41-48．

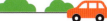

# SCENE 5 浮腫

> **どう見る？どう動く？**
>
> Eさん、36歳、女性。左乳がん術後の定期受診の際に、「手術したほうの腕がむくんでいる。少しむくみがあるとは思っていたが、最近は重くてつらくて。先生に相談したほうがよいでしょうか？」と相談された。左上肢を指で押すと痕が残るが、右上肢および下肢に浮腫はみられない。

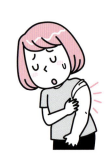

##  浮腫のファーストアセスメント（緊急レベルの判断）

この事例のファーストアセスメントとフォーカスアセスメントを考えてみましょう。

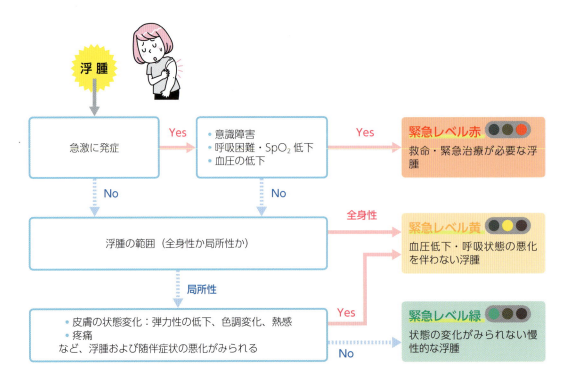

図 2-5-1　浮腫のファーストアセスメント・アルゴリズム

# 緊急レベルごとのフォーカスアセスメントのプロセスとその視点

## 1 ▶ 緊急レベル赤：救命・緊急治療が必要な浮腫

| フォーカスアセスメントのプロセス | アセスメントの視点と対応 |
|---|---|
| 1. ショック状態に陥っていないか、酸素化が図れているかの判断 | ・生命が危険な状態で、速やかな処置と対応が必要<br>・医師への報告、応援要請、気道確保の準備とともに、医師の連絡に基づいた酸素投与を行う<br>・急激な呼吸や循環動態の悪化に対応するために、救命処置の準備をする（静脈経路確保、気道確保・酸素投与、薬物投与）<br>・うっ血性心不全であればガス交換障害が起こっている可能性があるため、速やかに酸素化を図る<br>・急激な喉頭浮腫の場合には、気道確保・酸素投与を行う |
| 2. 浮腫の状態・随伴症状の把握　P.72-75 | ・浮腫の範囲・部位・程度、いつから症状がみられたのか、急性発症かどうかを確認する<br>・意識障害、喘鳴や呼吸困難、血圧低下や胸痛など、急変や緊急治療の必要性を示すサインに注意する |
| 3. 現病歴・検査所見・既往歴の確認 | ・浮腫の原因となる、薬物アレルギー・食物アレルギーの有無や服用中の薬、疾患・腎疾患・肝疾患・甲状腺疾患・糖尿病などを中心とした既往歴を確認する |

## 2 ▶ 緊急レベル黄：血圧低下・呼吸状態の悪化を伴わない浮腫

| フォーカスアセスメントのプロセス | アセスメントの視点と対応 |
| --- | --- |
| 1. 急変・重症化のリスクの判断 | ・浮腫の原因を把握し、注意深く観察することで、急変・重症化の早期発見・予防に努める |
| 2. 浮腫の程度、出現状況の把握 P.72-75 | ・浮腫の出現状況や随伴症状を把握し、原因および悪化要因を推測するとともに悪化予防に努める |
| 3. 随伴症状と全身状態の継続的な観察 P.74 | ・全身状態、浮腫に伴う苦痛症状の把握と軽減に努める（安楽な体位の保持、安静保持など） |
| 4. 現病歴・検査所見・既往歴の確認 | |
| 5. 生活への影響の把握 | ・安静や治療、苦痛症状に伴う生活への影響を把握し、適宜介助するとともに、自己管理に向けて生活環境を整える |

## 3 ▶ 緊急レベル緑：状態の変化がみられない慢性的な浮腫

| フォーカスアセスメントのプロセス | アセスメントの視点と対応 |
| --- | --- |
| 1. 浮腫の程度、経過の把握 P.72-75<br>2. 随伴症状の把握 P.74<br>3. 現病歴・既往歴の確認 | ・継続的に観察を行い、悪化の予防・早期発見に努める<br>・患者および家族が行っている浮腫を予防・改善する方法を把握する |
| 4. 生活への影響の把握 | ・活動範囲・程度の把握と生活動作の自立度などを把握する |
| 5. 心理・社会的側面への影響の把握 | ・患者や家族の疾患・症状への理解度、容姿の変化への受け入れ状況などを把握する |

### ❯❯❯ 事例のファーストアセスメントの視点

この事例は急激な発症ではなく、乳がん術後の左上肢のみに浮腫がみられています。「少しむくみがあるとは思っていたが、最近は重くてつらい」と浮腫および随伴症状の悪化がみられているため、ファーストアセスメントは緊急レベル黄となります。
乳がん術後の患側のみに浮腫が現れていることから、リンパ浮腫であることが推測でき、浮腫の悪化原因と生活への影響を視点としてアセスメントしていきます。

## 浮腫のアセスメント基礎知識

以下、基礎知識を確認していきましょう。

### 1 ▶ 浮腫の概念

浮腫は、一般的には「むくみ」といわれ、細胞と細胞の隙間（組織間隙）に細胞外液の、特に組織間液（間質液）が過剰に増加した状態です。一般的には皮下浮腫を指し、顔や手足などによく現れます。組織間液が胸腔に貯留すると胸水、腹腔に貯留すると腹水といいます。

### 2 ▶ 浮腫のメカニズム

#### 1）毛細血管内圧（静水圧）の上昇

毛細血管の静脈側の血管内圧が上昇し、血漿が毛細血管から組織間に押し出されることで生じます。

#### 2）膠質浸透圧の低下（低アルブミン血症）

血漿のアルブミンの減少などで膠質浸透圧（組織の水分を毛細血管内へ取り込む力）が低下すると、血管内の水分が血管外へ流出する量が増加します。

#### 3）血管壁透過性の亢進

アレルギーや炎症反応により血管の透過性が亢進すると、血漿成分が毛細血管壁を透過しやすくなり、組織間隙への血漿の流出量が増加します。また、通常は血管壁を透過しないアルブミンなどが流出するとさらに浮腫を増強させます。

#### 4）リンパ管閉塞

通常は、組織間液の一部はリンパ管に流入していますが、リンパ管が閉塞することで流入量が減り、組織間液が増加します。これをリンパ浮腫といいます。

### 3 ▶ 浮腫の分類と予測される主な疾患

浮腫は圧痕性か否かと出現範囲によってそれぞれ分類されます（表2-5-1～3）。圧痕

性浮腫では、圧痕が戻る速さでさらに分類されます。この圧痕の有無および圧痕が戻る速さで疾患を予測することができます。また、局所性か全身性かその出現範囲による分類では、疾患の予測だけでなく、緊急対処の判断にも影響するため、患者の訴えが局所的である場合にも全身を観察する必要があります。

### 表 2-5-1 　圧痕の有無による分類

| 分類 | 発症機序 | 特徴 | 予測される主な疾患 |
|---|---|---|---|
| 圧痕性 | 水分のみが間質に貯留しているため、圧痕が残る | 圧迫により圧痕が残る。さらに圧痕が戻るまでの時間が40秒未満（速い浮腫）か以上（遅い浮腫）かで分類される | ・速い浮腫：低アルブミン血症など<br>・遅い浮腫：心不全、腎不全など |
| 非圧痕性 | 間質に水分の貯留だけでなく、血漿由来物質（タンパク質やムコ多糖類など）の蓄積や炎症細胞の浸潤のため、圧痕を生じない | 圧迫しても圧痕が残らず、極めて速やかに戻る | 甲状腺機能低下症、リンパ性浮腫、蜂窩織炎など |

### 表 2-5-2 　出現範囲による分類：局所性浮腫

| 分類 | 発症機序 | 特徴 | 予測される主な疾患 |
|---|---|---|---|
| 静脈性 | 静脈に血液がうっ滞し、静脈圧が上昇して起こる | 初期は柔らかいが、慢性になると緊満性が強くなり、痛みを伴う | 深部静脈血栓症、静脈瘤など |
| リンパ性 | リンパ管液の還流障害により、リンパ液がうっ滞して、間質液にタンパク質が貯留することで間質液の膠質浸透圧が上昇し、毛細血管から間質腔へ水分が移動することで浮腫が起こる | リンパ節周囲より手先や足先（末梢側）へと広がっていくことが多い | リンパ管閉塞、リンパ管炎など |
| 血管神経性 | 薬物や花粉などのアレルゲンへの曝露により引き起こされる。ヒスタミンなどや異常な補体反応による血管透過性の亢進および血管内液の漏出により生じる | 発作性に、多くは眼瞼、頬、舌、口唇などにみられる。突然に現れ通常1～3日程度で軽快する | 急性アレルギー反応、遺伝性血管神経性浮腫など |
| 炎症性 | ヒスタミンなどの化学伝達物質の作用により血管拡張、血管透過性亢進を引き起こし浮腫が生じる | 圧痛・熱感を伴うことが多い | やけど、日焼け、蜂窩織炎など |

### 表 2-5-3 出現範囲による分類：全身性浮腫

| 分類 | 発症機序 | 特徴 | 予測される主な疾患 |
|---|---|---|---|
| 心性 | ・心拍出量の低下により循環血液量や腎血漿流量の減少により抗利尿ホルモンやアルドステロンが働き、尿細管における水・Naの再吸収が増加する。また、腎血管は収縮して糸球体濾過量が低下し、循環血漿量が増加することで浮腫を生じる<br>・心機能の低下に伴い、静脈還流が停滞することで静脈圧が上昇し浮腫が生じる | ・夕方に、立位時には下腿、臥位時には腰背部に強くみられる<br>・労作時の呼吸苦、起座呼吸、肝腫大、頸静脈怒張などがみられる | うっ血性心不全 |
| 腎性 | ・腎疾患によって異なる<br>・糸球体腎炎などでは、糸球体濾過率の低下により水分が排出されず、循環血液量が増加し、血管内圧が上昇することで浮腫が生じる<br>・ネフローゼ症候群などでは、尿からのタンパク質の排泄過剰により、血漿膠質浸透圧が低下して浮腫が生じる。また、組織間液が増加し、循環血液量や腎血漿流量の減少および糸球体濾過量の低下により浮腫が生じる | ・糸球体腎炎などでは全身性だが、両眼瞼や顔面の浮腫が強くみられる<br>・腎不全、ネフローゼ症候群などでは尿量減少が多くみられる | 腎不全、急性糸球体腎炎、ネフローゼ症候群など |
| 肝性 | ・肝機能の低下により、タンパク合成能が低下し、血漿膠質浸透圧が低下することで浮腫が生じる。門脈圧亢進、二次性高アルドステロン血症により腹水が貯留する | ・両下肢の浮腫や腹水がみられる<br>・ビリルビン尿やNa・Kの低下がみられる | 肝硬変、肝がんの末期など |
| 内分泌性 | ・副腎皮質機能亢進により、糖質および鉱質コルチコイドの分泌が亢進する。その結果、水分・Na貯留が起こり、浮腫が生じる | ・非圧痕性で、顔面、頸部、四肢で多くみられる | クッシング症候群など |
| 栄養失調（障害）性 | ・タンパク質の摂取不足や喪失、タンパク質吸収障害により、血漿タンパク質濃度が低下することで、血漿膠質浸透圧が低下し浮腫が生じる | ・栄養失調→顔面または下肢から全身へと進む<br>・悪液質→下肢から全身へと進む | 悪性腫瘍の末期（悪液質）、神経性食欲不振症、吸収不良症候群など |
| 薬剤性 | ・Na蓄積作用のある薬剤〔漢方製剤（甘草）〕やグリチルリチン製剤、非ステロイド抗炎症薬など）の長期間使用による、腎でのNa貯留により浮腫を生じる | 顔面を含む全身の軽度圧痕性浮腫がみられる | |
| 特発性 | ・レニン・アンジオテンシン・アルドステロン系の賦活などさまざまな因子が関与し、全身性、起立性の浮腫がみられる | 若年〜中年の女性に多い。立位により増悪し、朝夕の著しい体重変動がみられる | 器質性疾患は認められない |

## 4 ▶ 随伴症状と予測される疾患

浮腫の随伴症状として、発赤、疼痛、体重増加、尿量減少、倦怠感、腹部膨満感、喘鳴、呼吸困難、血圧の低下などがさまざまに組み合わさって出現しますが、そこからも原因を推測することができます（表2-5-4）。

### 表 2-5-4　随伴症状と予測される疾患

| 浮腫の範囲 | 随伴症状 | 予測される疾患 |
| --- | --- | --- |
| 局所性 | 下肢腫脹、紅斑、熱感、ホーマンズ徴候など | 深部静脈血栓症 |
| | 皮膚の肥厚など | リンパ浮腫 |
| | 発熱、発赤、疼痛など | リンパ管炎 |
| | 呼吸困難、喘鳴、全身の発赤、顔面紅潮、血圧低下など | アナフィラキシー |
| | 瘙痒感、紅斑、湿疹など | アレルギー性皮膚炎 |
| | 熱感、圧痛、発赤など | 蜂窩織炎 |
| | 熱感、圧痛、局所の激痛、発熱、悪寒など | 壊死性筋膜炎 |
| 全身性 | 呼吸困難、喘鳴、頻脈、血圧低下、体重増加など | うっ血性心不全 |
| | 冷や汗を伴う呼吸困難、起座呼吸、静脈の怒張、クラックル音の聴取など | 慢性心不全による急性肺水腫 |
| | 貧血、高血圧、体重増加、呼吸困難、倦怠感など | 腎不全 |
| | 尿量減少、体重増加、倦怠感、タンパク尿など | 急性糸球体腎炎 |
| | タンパク尿、脂質異常症、体重増加、低アルブミン血症など | ネフローゼ症候群 |
| | 腹部膨満、倦怠感、黄疸、体重増加など | 肝硬変 |
| | 甲状腺腫大、徐脈、体重増加、皮膚乾燥など | 甲状腺機能低下症 |
| | 低アルブミン血症、倦怠感など | 低栄養状態 |

## 5　浮腫の初期対応

### 1) 緊急レベル赤：救命・緊急治療が必要な浮腫

- 安静の保持
- 意識状態、呼吸状態、血圧の観察
- 医師への連絡、応援要請、気道確保の準備
- 静脈経路の確保と薬剤投与の準備
- $SpO_2$ の低下がみられる場合には酸素投与をする
- 浮腫の部位・状態の観察

### 2) 緊急レベル黄：血圧低下・呼吸状態の悪化を伴わない浮腫

- 経時的な浮腫の状態、バイタルサイン、随伴症状の観察
- 安静が維持できるように生活活動を支援する
- 水分出納の管理
- 安楽な体位の保持と圧迫の除去（寝具・衣服の選択、圧迫介助など）
- 患者の不安の軽減（患者を一人にしない、状況及び対応に関する説明、容姿の変化に対する思いの表出など）

3) **緊急レベル緑：状態の変化がみられない慢性的な浮腫**
- 経時的な浮腫の状態、バイタルサイン、随伴症状の観察
- 浮腫軽減のための生活調整（塩分制限、水分摂取、排泄、安静など）の必要性に対する。認識および実践状況の確認・指導

## 6 治療

浮腫自体が生命に関わる状態を引き起こすことはほとんどないため、原因疾患の治療や浮腫に伴う症状改善に向けた対症療法を行います。

### 1) 薬物療法
利尿薬投与による体外への水分排出促進やアルブミン製剤による低タンパク血症の改善を図ります。

### 2) 透析療法
利尿薬の効果がみられないときや腎機能障害を伴う場合には、血液透析や腹膜透析によって水分を取り除くこともあります。

### 3) 胸腔穿刺・腹腔穿刺
胸水や腹水貯留に伴う臓器の圧迫や呼吸苦の改善などを目的に行います。

### 4) 塩分制限・水分制限
一般的に、塩分は 7 g/ 日程度に制限しますが、重症度に応じて調整します。水分は 1,000 〜 1,500 mL/ 日（調理水含む）の制限を行うことが多いです。

### 5) 静脈血・リンパ液還流の促進
弾性ストッキングや弾性包帯を着用し、浮腫のある部位を挙上します。

## 7 看護ケアのポイント

### 1) 浮腫の観察・評価
浮腫の部位と、全身性か局所性かを観察します。水分は重力の影響を受けて低いところにたまりやすいので、下肢に出現しやすいですが、臥床患者では背部や仙骨部にも生じることがあるため、全身の観察が必要です。

### 2) 圧痕の有無・程度の確認
浮腫のある部位を第 1 指または第 2 〜第 4 指をそろえて、指の腹で 5 〜 10 秒圧迫します（図 2-5-2）。浮腫がある部位の皮膚は脆弱化しているため、圧迫時には傷をつけないように注意します。

圧迫を解除した後、第 2 指の腹を滑らすようにして圧痕の深さ、圧痕が戻るまでの時間を確認します。

### 3) 重症度の評価
圧痕の深さ、もとに戻るまでの時間で重症度を評価します（表 2-5-5）。

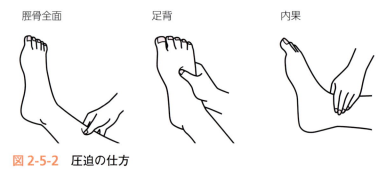

脛骨全面　　　　　足背　　　　　内果

**図 2-5-2**　圧迫の仕方

**表 2-5-5**　浮腫の重症度分類

| スケール | 1 + | 2 + | 3 + | 4 + |
|---|---|---|---|---|
| 圧痕の深さ | 2mm | 4mm | 6mm | 8mm |
| 所見 | わずかに圧痕を認める | 明らかに圧痕を認めるが、圧痕はすぐに消失する | 深い圧痕を認め、短時間持続する | 非常に深い圧痕を認め、長時間持続する |
| もとに戻るまでの時間 | 10秒未満 | 10～15秒 | 1分以上 | 2～5分 |

### 4) 安楽な体位の保持と圧迫除去

　心臓や腎臓への負荷を軽減するために、安静を保持できるように生活環境を整えます。また、腹水や胸水がある場合には、呼吸運動がしやすくなるようにギャッチアップします。

　浮腫がある部位の皮膚は伸展し血液循環が悪くなっているため、枕などによる圧迫や同一体位の持続に伴う褥瘡の発生に注意します。

### 5) 浮腫のある部位の挙上

　浮腫のある部位を挙上することで血液循環が改善され、浮腫が軽減します。ただし、心臓への負荷が増強しないように注意が必要です。

### 6) 皮膚の保護、清潔保持

　浮腫のある部位の皮膚は希薄で脆弱なため、圧迫や摩擦などの外的刺激で、皮膚、粘膜が損傷しやすくなります。そのため以下のような点に留意しましょう。

①衣類・寝具の選択：衣類の紐などで締めつけない、縫い目の少ない、ゆったりとした衣類を選ぶ。また、体動に合わせた体圧分散寝具を選択するとともに、しわなどによる局所的な皮膚の圧迫を予防する。

②清潔保持：浮腫のある皮膚は傷や感染、炎症を起こしやすいため、圧迫や摩擦が加わりやすい部位に注意しながら、清潔を保持する。また、爪を短くすることで皮膚の損傷を予防する。

③保湿：皮膚の乾燥がみられる場合は、保湿剤を用いて皮膚損傷を予防する。

### 7) 保温

浮腫のある部位は血行が悪いため、冷たくなりやすいです。室温、寝具、衣類などを調節して保温に努めます。ただし、寝具や衣類を重ねることによる圧迫には注意しましょう。

また、浮腫のある部位は温度感覚が鈍くなっているため、温罨法を用いる場合には低温熱傷に注意が必要です。

### 8) IN/OUT バランスの管理・体重測定

ペットボトルなどを活用しながら、指示された水分摂取量が守れるように工夫します。また、水分摂取量を把握するとともに、尿量などの排泄量も確認し、1日のIN/OUTバランスを把握します。1kgの体重増加は、約1,000mLの浮腫の増加と考えられ、浮腫の増減の目安となります。

### 9) 栄養状態の管理

①塩分制限：患者や家族に減塩食の必要性について説明し、協力を得る。また、減塩食による食欲低下を予防するために、香辛料やだしを活用したり、患者の好みを取り入れるなどの工夫をする。

②タンパク質の摂取：低タンパク血症の場合には、補助食なども活用しながら、高タンパク食が摂取できるようにする。また、腎機能低下時にはタンパク質制限が必要となるため、高エネルギー食を摂取できるようにする。

### 10) 排便コントロール（便秘、下痢）

①便秘：便やガスの貯留により、横隔膜が挙上することで呼吸苦を増強させることがある。したがって、腹部マッサージや温罨法などを行い、定期的な排便を促す。また、腸管浮腫による粘膜損傷の可能性があるため、浣腸や摘便時には注意が必要である。

②下痢：下痢は体力の消耗をもたらすだけでなく、電解質バランスを崩し浮腫を悪化させることがあるため、消化のよい食事などの配慮が必要である。

## column 弾性ストッキングを用いた圧迫療法

圧迫療法とは、患部を圧迫することにより毛細血管からの水分の漏れ出しやリンパ液がたまるのを防ぐ効果を得る治療法です。圧迫療法は、弾性着衣（弾性スリーブ、弾性グローブ、弾性ストッキング）や弾性包帯などを用いて行います。ただし、リンパ浮腫の圧迫療法に用いられる弾性ストッキングと手術後の深部静脈血栓形成予防のために着用する弾性ストッキングでは、圧迫力や構造に違いがあります。

1）弾性ストッキング

弾性ストッキングは、特殊な編み方で作られていて、圧迫力を備えた医療用ストッキングです。静脈血やリンパ液の心臓への還流を促進するための弾性ストッキングは、足関節よりも上にいくほど圧迫力が低くなる段階的圧迫構造になっています。手術の際に使用する弾性ストッキングは、リンパ浮腫の治療を目的とするものよりも弱めの圧迫圧のものが使われます。浮腫により皮膚が脆弱になっている場合には、弾性ストッキング着用時に皮膚損傷を起こさないように注意が必要です。また、圧迫レベルに患者が耐えることができないときには、低圧のものに変更することがあります。弾性ストッキングの圧迫圧と、適応を表に示します。

2）弾性ストッキング着用時の観察ポイント（図）
- しわがよっていないか
- 踵部が合っているか
- 膝下や大腿部に上端がくい込んでいないか

3）弾性ストッキング装着中の観察ポイント
- 皮膚トラブルが起きていないか（発赤、水疱、潰瘍、色調変化など）
- 正しく着用できているか（しわが寄っていないかなど）

表 弾性ストッキングの圧迫圧と適応

| 圧迫圧 | 適応 |
| --- | --- |
| 20 mmHg 未満 | 深部静脈血栓症予防、静脈瘤の予防、健常者、他疾患による浮腫 |
| 20～30 mmHg | 軽度静脈瘤、妊娠時静脈瘤、高齢者静脈瘤、静脈瘤への硬化療法後 |
| 30～40 mmHg | 下肢静脈瘤、硬化療法後、静脈瘤血栓後遺症、リンパ浮腫 |
| 40～50 mmHg | 高度の皮膚栄養障害のある静脈瘤、静脈血栓後遺症、リンパ浮腫 |
| 50 mmHg 以上 | 高度リンパ浮腫 |

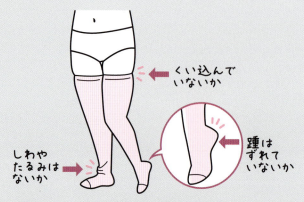

図 弾性ストッキング着用時の観察ポイント

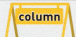

## リンパ浮腫に関する診療報酬

　リンパ浮腫は一度発症すると完治が難しく、重症化した場合には、関節機能障害による歩行障害や皮膚潰瘍などを引き起こし、生活に支障を及ぼします。しかし、リスク管理することで効果的に発症予防することができます。平成20年度診療報酬改定により「リンパ浮腫指導管理料」が新設され、入院中にリンパ浮腫の重症化を予防する指導を行うと、100点加算されるようになりました。さらに平成22年度診療報酬改定により、外来において再度指導を行った場合にも追加加算ができるようになりました。また平成28年度診療報酬改定において、リンパ浮腫の早期改善・悪化予防を目的に「リンパ浮腫複合的治療料」が新設されました。複合的治療とはスキンケア、圧迫療法、用手的リンパドレナージ、圧迫下の運動療法、日常生活指導のことをいいます。このように、リンパ浮腫予防に対する継続的指導と治療の充実化が図られています。

### 参考文献

- 池松裕子ほか編．症状・徴候別アセスメントと看護ケア．東京，医学芸術新社，2008，p798-811．
- 岡元和文編．症状・徴候を看る力！—アセスメントから初期対応（ケア）まで．東京，総合医学社，2013，p117-123．
- 井上智子ほか編．緊急度・重症度からみた症状別看護過程＋病態関連図，第2版．東京，医学書院，2014，p120-163．
- 関口恵子．根拠がわかる症状別看護過程—こころとからだの56症状・事例展開と関連図．東京，南江堂，2002，p131-142．
- 阿部俊子監修．エビデンスに基づく症状別看護ケア関連図，改訂版．東京，中央法規出版，2013，p118-123．
- 野本慎一監修．Q&Aで押さえる症状の「なぜ」浮腫．ナーシングカレッジ13（2）2009，58-61．
- 医療情報科学研究所編．フィジカルアセスメントがみえる．東京，メディックメディア，2015，p152-155．
- 福井次矢ほか編．内科診断学，第2版（CD-ROM付）．東京，医学書院，2008，p518-522．
- 小田正枝編．プチナースBOOKS 症状別 看護過程 アセスメント・看護計画がわかる！東京，照林社，2015，p90-104．
- 阿部幸恵編．プチナースBOOKS 症状別 病態生理とフィジカルアセスメント．東京，照林社，2015，p81-82．

## SCENE 6 手足のしびれ・麻痺

### どう見る？ どう動く？

Fさん、交通事故による外傷の40歳、男性。血圧110/58 mmHg、脈拍60回/分、呼吸回数18回/分、意識障害はなく、両手足のしびれを訴え、両下肢の麻痺を認めた。

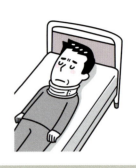

## 手足のしびれ・麻痺のファーストアセスメント（緊急レベルの判断）

この事例のファーストアセスメントとフォーカスアセスメントを考えましょう。

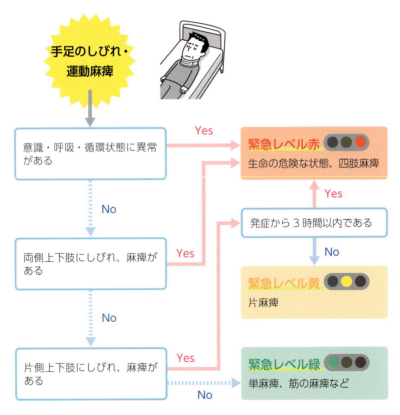

図2-6-1 手足のしびれ、麻痺のファーストアセスメント・アルゴリズム

#  緊急レベルごとの焦点アセスメントのプロセスとその視点

## 1 ▶ 緊急レベル赤：生命の危険な状態、四肢麻痺

| フォーカスアセスメントのプロセス | アセスメントの視点と対応 |
|---|---|
| **1. 意識・呼吸・循環の異常の確認**<br>・意識レベルの低下<br>・呼吸停止の有無<br>・奇異呼吸、呼吸困難、頻呼吸の有無<br>・血圧の低下、左右差、徐脈の有無<br>・頭痛、めまい、視力障害の有無<br>・胸部痛、背部痛の有無<br>・体温 | ・重度の意識障害、呼吸・循環に異常がある場合は、救命処置が必要である。気道を確保し、人工呼吸管理を行う<br>・重度の意識障害の場合、脳血管障害、低血糖、髄膜炎・脳炎、大動脈解離などがある<br>・頭痛、めまい、視力障害がある場合は、脳血管障害が疑われる<br>・胸・背部痛がある場合は大動脈解離が疑われる<br>・感冒後、下痢の後に、脱力を認めた場合はギラン・バレー症候群が疑われる<br>・左右差のない脱力が認められる場合は重症筋無力症や低カリウム血症、甲状腺疾患、周期性四肢麻痺などが疑われる |
| **2. 両上下肢の麻痺（四肢麻痺）** <br>・発症の速度<br>・筋緊張の程度<br>・麻痺の部位（左右差など） | ・四肢麻痺は頸髄レベルで上位運動ニューロンが両側性に障害された場合に生じる[1]。転落や交通事故などによる外傷が多いが、外傷ではなく、感冒症状などが事前にある場合は末梢性の多発性神経障害（ギラン・バレー症候群など）が考えられる |
| **3. 神経系の変化の把握**<br>・損傷部位以下の運動麻痺、知覚麻痺<br>・腸蠕動の低下<br>・尿閉の有無 | ・脊髄損傷では、呼吸停止、異常呼吸、神経原性ショックに注意する<br>・神経原性ショックでは、脊髄損傷により、延髄と脊髄血管運動中枢の連絡が遮断されるため、交感神経の緊張が低下して血管運動神経麻痺が起こり、末梢血管抵抗が低下し、血圧が低下する[1]。副交感神経優位となるため、徐脈となる。血管拡張による発汗異常、体温調節機能が障害されて高体温や低体温になる<br>・脊髄損傷の急性期は、腸管運動が低下する[1]<br>・脊髄損傷では膀胱が尿で充満されたときに感じる尿意を脳に伝える神経が途絶してしまうため、尿閉になる[1]<br>・脊髄損傷が疑われる場合は、気道確保のための頸部後屈は禁忌である[1] |

## 2 ▶ 緊急レベル黄：片麻痺[1]

| フォーカスアセスメントのプロセス | アセスメントの視点と対応 |
|---|---|
| **1. 片側上下肢の麻痺（片麻痺）** P.82-86<br>• 意識レベルの変化<br>• バビンスキー反射<br>• 瞳孔不同、対光反射の消失の有無 | • 片麻痺、手足のしびれは脳血管障害などで起こることが多い<br>• バビンスキー反射は、錐体路障害で出現する<br>• 脳浮腫により意識レベルの低下や麻痺が進行する。脳ヘルニアの徴候のサインである意識障害、瞳孔所見や対光反射を観察する。これらの所見があれば 緊急レベル赤 となる |
| **2. 麻痺の発生の把握**<br>• どのように生じたか<br>• いつから生じたか | • 麻痺の発生は、手足のしびれ、動かしにくさ、言語障害などさまざまなところから現れる。上肢の動きにほとんど差がみられず、麻痺の存在が疑わしいときは、バレー徴候を確認する |
| **3. 痙攣の有無** | • 痙攣は、脳神経細胞の異常活動により引き起こされる発作性の筋の不随意収縮である。痙攣が重積すれば、意識レベルの低下や呼吸抑制などが起こる[1] |

## 3 ▶ 緊急レベル緑：単麻痺、筋の麻痺[1]

| フォーカスアセスメントのプロセス | アセスメントの視点と対応 |
|---|---|
| **1. 一肢あるいは一部の麻痺**<br>• 単麻痺、筋の麻痺 | • 単麻痺は、病巣の反対側の上肢または下肢に生じた一側のみの運動麻痺である |
| **2. 麻痺の観察**<br>• 麻痺の部位・程度の把握<br>• 中枢性か末梢性か<br>• 知覚障害の有無<br>• 動作の異常（猿手、鷲手、垂れ手、尖足） | • 中枢性に原因のある単麻痺は、大脳皮質の限局した部位の障害である<br>• 末梢神経は、運動神経と知覚神経が混在しているため、運動障害と知覚障害が生じる |

>>> **事例のファーストアセスメントの視点**

Fさんの呼吸や循環に異常はなく、意識障害もありませんが、手足のしびれ、両足の麻痺があることから、脊髄損傷が疑われ、緊急レベル赤と判断できます。

# 手足のしびれ・麻痺のアセスメント基礎知識

## 1 ▶ 手足のしびれ・麻痺の概念

しびれとは、感覚障害を表す症状です。感覚伝導路を構成する末梢神経、脊髄、脳を障害するさまざまな神経系疾患で起こります。

麻痺とは、大脳皮質の運動中枢から末梢の骨格筋に至るまでの運動神経のどこかが障害されたり、筋肉の障害によって、随意運動が困難になった状態をいいます。

## 2 ▶ 手足のしびれ・麻痺による全身への影響

手足のしびれや麻痺は、以下のように全身状態に影響していきます。
①手足のしびれ、運動麻痺
②脊髄、大脳への影響
③脊髄性ショック、頭蓋内圧亢進
④血圧の低下、上昇
⑤細胞の代謝障害、臓器の機能不全（細胞が傷害を受け、多くの細胞の機能が低下し、臓器が機能しなくなる）

## 3 ▶ 手足のしびれと麻痺のメカニズム

### 1) 手足のしびれ

しびれは、末梢神経を介して、脊髄、脳に伝わるプロセスのいずれかの障害で起こります。

感覚麻痺は、デルマトーム（図 2-6-2）を参考に障害を予測します。

### 2) 麻痺

意識的な運動は、まず大脳の神経細胞が興奮し、その電気信号が脳から神経（上位ニューロン）を通って脊髄に到達します。続いて、その信号が末梢神経（下位ニューロン）と筋肉を結ぶ接合部を興奮させ、伝達物質が放出されることで筋肉が収縮して、随意運動が起こります。この運動に関わる上位ニューロン、下位ニューロン、神経接合部、筋肉のいずれかに障害が及ぶと麻痺が生じます。

筋力の低下は徒手筋力テストで評価します（表 2-6-1）。0は完全麻痺、1～4は不完全麻痺、5は正常です。

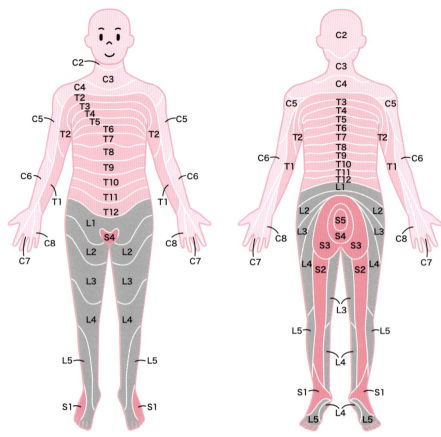

図 2-6-2　デルマトーム

表 2-6-1　徒手筋力テスト（MMT）

| 5 | Normal | 強い抵抗に打ち勝って全可動域で運動が可能 |
| --- | --- | --- |
| 4 | Good | 弱い抵抗に打ち勝って全可動域で運動が可能 |
| 3 | Fair | 重力に抵抗して全可動域で運動が可能 |
| 2 | Poor | 重力を取り除けば全可動域で運動が可能 |
| 1 | Trace | 筋の収縮はわずかに起こるが関節は動かない |
| 0 | Zero | 筋の収縮がまったく見られない |

麻痺の進行の有無を確認するため、経時的に評価を繰り返す。

## 4 ▶ 手足のしびれ・麻痺の種類と分類

### 1) 手足のしびれの種類[1]

しびれの種類には、末梢神経障害と中枢神経障害があります。

- 末梢神経障害：単神経障害、多発単神経障害、多発神経障害、神経根症。
- 中枢神経障害：脳血管障害、脳腫瘍、多発性硬化症、脊髄腫瘍、脊髄空洞症、脊髄梗塞など。

## 2）しびれ（末梢神経障害）の分類と麻痺の分類

末梢神経障害によるしびれの分類と部位、特徴を以下と図 2-6-3 に示します。

- 単神経障害（単ニューロパチー）：神経分枝の1本だけが障害されたもので、手根管症候群、肘部尺骨神経障害、腓骨神経麻痺、足根管症候群など、絞扼性末梢神経障害が代表的である（図 2-6-3a）。
- 多発性単神経障害（多発性単ニューロパチー）：単ニューロパチーが複数起こったもので、血管炎による末梢神経障害が代表的である（図 2-6-3b）。
- 多発神経障害（ポリニューロパチー）：手袋・靴下型の分布を示す（図 2-6-3c）。糖尿病性末梢神経障害、ギラン・バレー症候群、慢性炎症性多発根神経炎などによる。
- 神経根症（ラディキュロパチー）：脊髄から末梢神経が出てくる部分での末梢神経障害。頸椎症や腰椎症などの脊髄疾患によることが多く、しびれはデルマトームに沿って分布する（図 2-6-3d）。

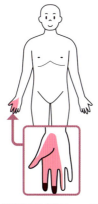

a. 単神経障害（単ニューロパチー）
（手根管症候群）

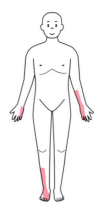

b. 多発性単神経障害（多発性単ニューロパチー）
（手袋・靴下型にはならない）

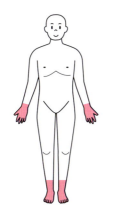

c. 多発神経障害（ポリニューロパチー）
（手袋・靴下型パターン）

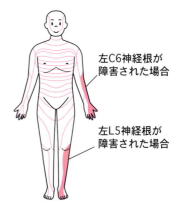

d. 神経根症（ラディキュロパチー）

**図 2-6-3　末梢神経障害によるしびれの分類と部位**

### 3) 運動麻痺の種類[1]

運動麻痺には、単麻痺、片麻痺、対麻痺、四肢麻痺があり、以下のような原因で障害が現れます（図 2-6-4）。

- 単麻痺：病巣の反対側の上肢もしくは下肢（一側のみ）に現れる。大脳皮質の限局した部位の病変、下位運動ニューロン、または筋・神経接合部の損傷による。
- 片麻痺：病巣と反対側の上下肢に現れる。顔面を含むこともある。一側の上位運動ニューロンの損傷による。脳梗塞、脳出血、くも膜下出血、一過性脳虚血発作、脳炎、多発性硬化症、慢性硬膜下血腫などで起こる。
- 対麻痺：両下肢に現れる。上位運動ニューロンが胸髄以下のレベルで両側性に侵された場合である。脊髄障害、ギラン・バレー症候群などで起こる。
- 四肢麻痺：両上肢、両下肢に現れる。頸髄レベルで上位運動ニューロンの損傷による。筋ジストロフィー、重症筋無力症、脊髄損傷などで起こる。

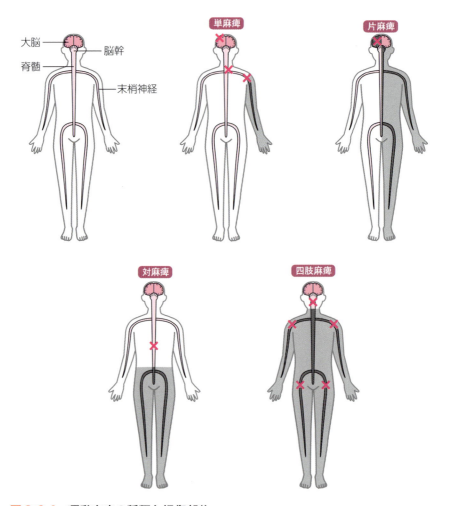

図 2-6-4　運動麻痺の種類と損傷部位

## 5 ▶ 手足のしびれ・麻痺に伴う症状

### 1) 手足のしびれ：主症状の訴え

患者は感覚が鈍い（感覚低下）、びりびりする、ジーンとする（感覚異常）、感覚が敏感すぎる（感覚過敏）、神経に沿った痛み（神経痛）があるなどと訴えます。

### 2) 手足のしびれに伴う症状

突然の意識障害、悪心・嘔吐、めまい、脱力感、麻痺、筋肉の弛緩、頭痛、不明瞭な話し方、視覚の部分的消失や複視、感覚障害、運動障害（筋力低下、麻痺）、自律神経障害（起立性低血圧、尿閉、便秘、イレウス、発汗、パニック症状、過換気症候群）などがみられます。

### 3) 麻痺に伴う症状

言語障害、感覚麻痺（手足のしびれ、冷たい感じ、感触が鈍くなる）、意識障害、呼吸障害、直腸・膀胱障害（腹部膨満、鼓腸、便秘、尿閉など）などを伴います。

## 6 ▶ 手足のしびれ・麻痺の初期対応

### 1) 緊急レベル赤：生命の危険な状態、四肢麻痺

- 意識障害がある場合、舌根が沈下して気道が閉塞するため、気道を確保して酸素投与、気管挿管の準備をする。嘔吐の危険があり、嘔吐がみられたら、体を横にし、口腔内を吸引する
- 血圧を測定し、高値の場合には、頭蓋内圧亢進の恐れや大動脈解離の進行、瘤の破裂の可能性があるため、血圧降下薬の準備をする。特にCT検査前には必ず血圧値を確認しておく
- 胸痛、背部痛などを訴え、大動脈解離の可能性がある場合は、血圧の左右差がないかを確認する
- 外傷の場合には、脊髄損傷の可能性があり、ネックカラーを装着し、頸部を動かさないように注意する

### 2) 緊急レベル黄：片麻痺

- 意識レベル、瞳孔所見、バイタルサインに変化がないか確認する
- 発症から4.5時間以内の脳梗塞の場合は、rt-PA(血栓溶解療法)の適応となるため、早急に診断、治療となることを念頭におく
- 低血糖症状で片麻痺になることがあるため、血糖値を確認する

### 3) 緊急レベル緑：単麻痺、筋の麻痺

- 意識レベル、瞳孔所見、バイタルサインに変化がないか確認する

## 7 ▶ 治療

### 1）救命処置

①頸部の固定

②意識レベルや瞳孔所見の確認

③呼吸状態や脈拍の確認

### 2）診断に応じた治療

①薬物療法

②手術

## 8 ▶ 看護ケア

### 1）安静の保持

良肢位（図 2-6-5）を保ちます。

①薬物の投与

②ルート類の確認

③気管挿管の介助、酸素吸入

- 意識障害がみられたら、気管挿管の準備をする。
- 嘔吐、誤嚥に注意する。

④気道分泌物の除去

⑤栄養・代謝管理

- 電解質バランスの維持
- 中心静脈栄養、経腸栄養

⑥尿閉、便秘のコントロール

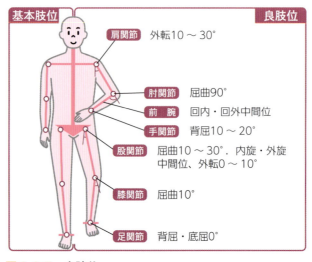

図 2-6-5　良肢位

2) 日常生活援助

　①日常生活の拡大、自立

　②事故防止、転倒、転落の予防

　③必要な知識の再獲得

　④心理的支援

- 麻痺やしびれによりいらいらすることや不安を抱くことがあるため、心理的支援が必要。

3) 家族に対する支援

　①傾聴と共感

　②情報提供

**引用文献**

1) 池松裕子ほか編．症状・徴候別アセスメントと看護ケア．東京，医学芸術社，2008，p70-85．

**参考文献**

- 入岡 隆ほか．四肢のしびれ．井上智子，ほか編．症状別看護過程．第2版．東京，医学書院，2014，p1009-1023．
- 森田孝子編．救急・急変に役立つフィジカルアセスメント．東京，総合医学社，2015，p31-34．
- 佐藤憲明編．ナースビギンズ急変対応力10倍アップ 臨床実践フィジカルアセスメント．東京，南江堂，2012，p131-136．
- 水 大介ほか．脱力・麻痺．症状・徴候を看る力―アセスメントから初期対応（ケア）まで 第2版（岡本和文編）．東京，総合医学社，2013，p33-39．
- 西村祐枝．脱力・麻痺に対する観察とケアのポイント 症状・徴候を看る力―アセスメントから初期対応（ケア）まで 第2版（岡本和文編）．東京，総合医学社，2013，p40-42．
- 三井美恵子．しびれ・知覚障害．こころとからだの69症状 根拠がわかる症状別看護過程（関口恵子ほか編）．東京，南江堂，2016，p455-464．

# SCENE 7 高齢者ケア

　看護における臨床推論は、ここまでみてきたように患者とその家族を対象に、看護判断が必要な状況下で、最良の判断に基づく看護行動を起こすための思考過程の一部であり、連続的に行いながら統合していくものです。少子超高齢社会においては、看護の対象となる人々の多くが高齢者となっています。すべての年代と同様に個別性は重要ですが、発達段階や病態の特徴だけでなく、人間の心身が老化するとはどういうことなのか、より大きくなる個人差を含めて看護者がそれらをどのようにとらえるかにより、患者や状況の理解、推論に影響してきます。

　そのため、臨床推論を進めていくには、高齢者の身体状況（症状）、生活背景の基盤となる発達の特徴を理解する必要があります（図2-7-1）。ここでは、高齢者の特徴や老化について基礎知識を整理します。

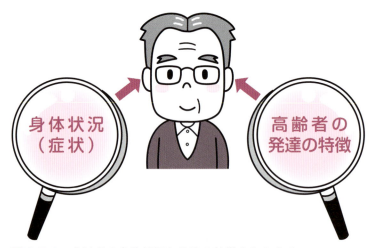

図 2-7-1　高齢者の身体状況と発達の特徴をとらえる

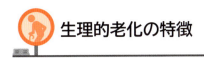 生理的老化の特徴

生理的老化は、疾患の影響を受けずに、加齢のみの影響によって生体に起こる変化です。30歳頃から徐々に不可逆的に生じます。生物学者のストレーラー（Strehler）は、老化の特徴の4原則として、①普遍性、②内在性、③進行性、④有害性の4つを挙げています。生理的老化は、その人に起こる現象（内在性）であり、誰にでも起こり（普遍性）、不可逆性（進行性）で、心身に現れる状態は生命維持にとって不利益（有害性）な現象であるとしています。（表 2-7-1）[1]。

また、高齢者の身体機能の特徴は、①低下しない（変わらない）機能、②老化により低下した機能、③疾患により低下した機能があることです。

高齢者ではさらに、種々のストレス負荷によって、①予備力（ストレス耐性）の低下、②防衛機能の低下、③回復力の低下、④適応力の低下が起こります。そして身体機能が低下することにより、精神状態と日常生活状態は影響を受けやすいことが特徴的です。しかし、老化は個人差があり、高齢者の問診と身体診査では、それらの特徴を踏まえて情報収集と分析をすることが重要です（図 2-7-2）。

表 2-7-1　ストレーラーの老化の4原則

| 普遍性 | 老化はすべての生命体に認められ、決して避けて通ることができないものである |
|---|---|
| 内在性 | 老化は環境因子によって影響される。一方で、あらかじめ遺伝的に規定されており、成熟後に発現するものである |
| 進行性 | 老化過程は時間とともに進行し、一度起こったものは不可逆的なものである |
| 有害性 | 老化の過程で出現する現象は機能低下を伴い、生体にとって有害なものである |

（Strehler, B.L. Time, cells and aging. New York, Academic Press, 1962, p4-32 より作成）

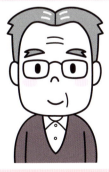

図 2-7-2　高齢者の身体機能の特徴

## 老化に伴う変化

老化は全身の臓器に及ぶ変化です。老化は長い年月をかけて徐々に進行しますが、進行の度合いは個人差が大きく、その人の生活習慣によっても影響されます。また、運動機能や精神機能は使っていればその衰えは小さいですが、使わなくなると衰えの進行が速いのも特徴的です。以下に身体的変化、精神的変化、社会的変化の特徴を示します（図 2-7-3）。

### 1 ▶ 身体的変化の特徴

#### 1) 外的変化
①身長の減少：椎間板の萎縮性変化、脊椎骨の扁平化によって、脊椎や下肢の彎曲、円背が現れる。
②体重の減少：臓器の萎縮、細胞数の減少によって起こる。
③皮膚の乾燥、非薄化によってしわ、色素斑が現れる。
④歯周病などによって歯牙の脱落が起こる。
⑤頭髪の脱落（抜け毛）、白髪が増える。
⑥骨の脆弱化（骨粗鬆症）による脊椎変化によって円背が起こる。

#### 2) 運動機能の変化
①神経機能の低下により動作が緩慢で不安定になる。
②反射や反応が低下するため、危険を回避しにくい。
③筋力、持久力が低下（握力の低下は少ない）する。
④筋肉のやせにより水分の貯蔵量が低下し、脱水を起こしやすくなる。
⑤骨物質（カルシウム、リン、コラーゲン）の減少による骨量低下〔骨粗鬆症（男性＜女性）〕によって骨折しやすくなったり、関節軟骨の硬化による衝撃吸収力の低下や、股関節・膝関節への体重負荷によって炎症や変形が現れやすくなる。

#### 3) 感覚機能の変化
①視力：調整力の低下（40歳以降自覚することが多い）で老視が進む。羞明、暗順応の低下、視野の狭小化が起こる。また、老人性白内障などにより、視力は60歳以降急速に低下する。
②聴力：聴力の低下は高音域より始まる。それにより語音の弁別能力が低下し、聞き返しが増えたり、テレビの音量を大きくしたりする。
③体性感覚：触覚、痛覚、温度覚などの表在感覚の低下によって、けがをしても気づきにくい。
④振動覚、関節位置覚などの深部感覚の低下により、転倒しやすくなる。

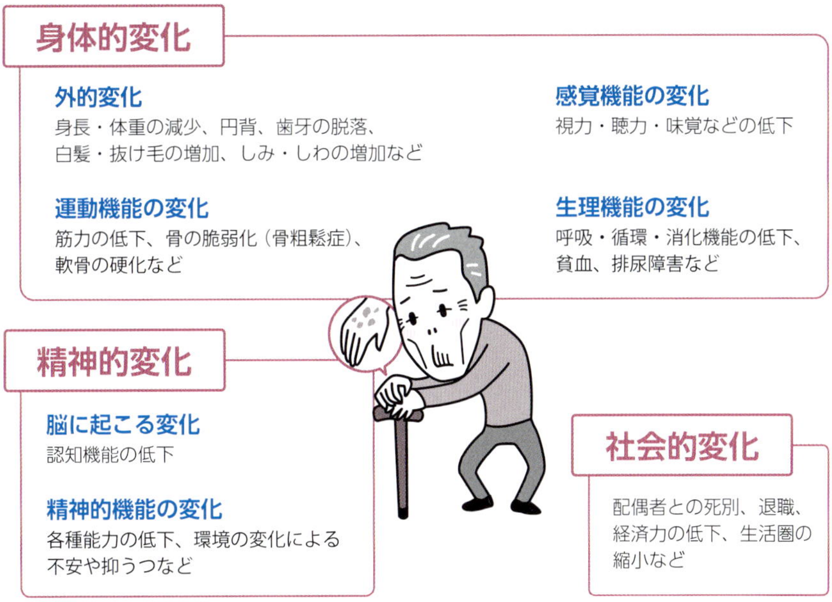

## 身体的変化

**外的変化**
身長・体重の減少、円背、歯牙の脱落、白髪・抜け毛の増加、しみ・しわの増加など

**運動機能の変化**
筋力の低下、骨の脆弱化（骨粗鬆症）、軟骨の硬化など

**感覚機能の変化**
視力・聴力・味覚などの低下

**生理機能の変化**
呼吸・循環・消化機能の低下、貧血、排尿障害など

## 精神的変化

**脳に起こる変化**
認知機能の低下

**精神的機能の変化**
各種能力の低下、環境の変化による不安や抑うつなど

## 社会的変化

配偶者との死別、退職、経済力の低下、生活圏の縮小など

図 2-7-3　老化に伴う変化

⑤舌の味蕾細胞の減少による味覚の低下が起こり、食欲の低下につながる。

### 4）生理機能の変化

①循環機能：心拍出量の低下（ポンプ機能の低下）、動脈硬化、収縮期血圧の上昇、脈圧増大、左心室肥大、心機能低下、血管内腔の狭窄、末梢血管抵抗の増大が起こる。

②呼吸機能：肺の萎縮・弾力性の低下・胸郭運動の低下による肺機能の低下、肺活量や最大換気量の低下。ただし、全肺気量は変化しない。また、咳嗽反射、気道粘膜の線毛運動の低下により、痰喀出力が低下する。

③消化機能：歯牙の脱落（う歯、歯周病）、口腔の乾燥、自浄作用の低下（唾液、胃液、胆汁、膵液などの分泌量減少）、咀嚼機能の低下（咀嚼筋・顎関節の老化）、嚥下反射の低下、食道の蠕動運動の収縮力の低下、腸の蠕動運動の低下、味覚の低下（舌乳頭や味蕾の数の減少、味細胞機能の減退など）、嗜好の変化（舌や口腔粘膜の温度覚、触圧覚の減退）が起こる。

④腎・排泄機能、腎皮質機能：糸球体濾過力の低下、尿濃縮能・希釈能の低下、膀胱頸部の拘縮、膀胱括約筋の硬化、前立腺肥大により通路障害、排尿障害（残尿、頻尿、排尿困難、失禁）が起こる。腎血流量の低下や大脳中枢支配が弱まることによる排尿反射（失禁）が起こる。

⑤造血機能：赤血球、ヘマトクリット値、ヘモグロビン量の低下、血清鉄、鉄結合能の低下によって貧血傾向や老人性貧血が現れる。

⑥皮膚・分泌能：水分保持力の低下や温度に対する皮膚感受能力の低下（体温を保持する

機序が活発でないため、寒冷により体温下降が起こりやすい）、さらに乾燥・菲薄化により傷つきやすくなるため、けがやあざ（打ち身）が増えたり、かゆみが増したりする。

## 2 ▶ 精神的変化の特徴

### 1）脳に起こる変化
①脳の重量の減少（脳の萎縮）により、認知機能や運動能力が衰えたりする。
②脳の血管の弾力性の低下（脳動脈硬化）により、脳血管性の障害が起こる。

### 2）精神的機能の変化
①言語的能力、推理的能力、物事への理解力、洞察力は保持される。
②非言語的能力、数理的能力、知能効率は低下する。
③学習効率、記銘力、想起力が低下する。
④新しい環境には適応しにくい。
⑤身体機能の低下、退職、配偶者との死別などの喪失体験により、不安感、失望感、孤独感などが現れ、精神的に不安定となりやすい。
⑥活動意欲の低下、依存的、無気力となる場合がある。
⑦抑うつ、心気状態（ヒポコンドリー）、妄想状態、せん妄、記憶障害などの精神症状が多くみられる。

## 3 ▶ 社会的変化の特徴

①職業からの引退、再就職、②経済力の低下、③生活圏の縮小、④余暇時間の拡大などにより、精神的な変化をきたしやすくなります。

# 心理面に与える影響[2]

老年期におけるさまざまな喪失体験を理解することは、高齢者の心理を理解することにつながります。

心身の機能の低下から老いを自覚することは、それ自体が喪失の過程といえます。身体機能の低下は日常生活の縮小につながり、精神機能の低下にも影響します。その反対もあり、配偶者との死別、子どもの独立、子どもへの依存的生活、経済力の低下など、家族や社会の中での役割が変化することで、孤独感や疎外感を生じることもあります。これらの喪失体験は、生きることへの意欲にも影響します。

# 高齢者の急性状態の疾患や症状の特徴

　高齢者の疾患の急性状態における症状と特徴は以下のとおりです。看護師はこれらの高齢者の特徴と個々の病態とを合わせて総合的に推論することが重要です。

①急性疾患以外にも数多くの疾患を有し、多病であることが多い。

②症状や経過が非定型的なことが多い。

③症状や治療に対する反応性の個人差が大きい。

④せん妄や不穏などの精神・神経症状が出現しやすい（80歳以上での心筋梗塞では意識障害・失神、せん妄などの非定型的症状により初発する頻度が5割以上に及ぶ）。

⑤恒常性維持機構（ホメオスタシス）の破綻が出現しやすい（電解質、免疫系、凝固系、内分泌系など）。

⑥薬物の副作用が出現しやすい。

⑦急性疾患に引き続き次々と合併症が発症しやすい。

⑧急性疾患でも障害を残し慢性化しやすい。

⑨患者がおかれている社会的状況によって予後が左右されやすい。

**引用文献**

1) Strehler, B. L. Time, cells and aging. Academic Press, New York, 1962, p4-32.
2) 日本老年医学会．健康長寿診療ハンドブック　実地医科のための老年医学のエッセンス．東京，メジカルビュー社，2011，p74．

# アセスメント トレーニング事例集

## あなたならどうしますか？

###  CASE 1　高齢者の事例

Aさん、90歳、男性。10年前に脳梗塞を発症し、右半身にしびれが残る。妻（83歳）と二人暮らし。日中はテレビを見ていることが多いが、1日1回は妻と近所を30分程度散歩する。歩行には杖を使用している。

2週間前から食事のむせこみがみられ、摂取量も減ってきた。3日前から37.5～38.0℃の発熱を繰り返している。現在、体温38.0℃、血圧120/60 mmHg、脈拍102回/分、呼吸18回/分、右肺副雑音あり、喘鳴あり、湿性咳嗽あり、WBC12,000/μL、CRP1.5mg/dL、$PaO_2$ 96％、顔面紅潮している。「動きたくないな～、熱が出てからほとんど寝てる」と言っている。

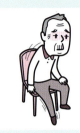

 **1** ファーストアセスメントとフォーカスアセスメントをしてみましょう。緊急レベルは何でしょうか？

**2** Aさんについて、高齢者の特徴から考えられるアセスメントの視点は何でしょうか？

 **3** 上記のアセスメントからどのようなケアが必要でしょうか？

## アセスメントと対応例

### 1 ファーストアセスメントとフォーカスアセスメントをしてみましょう。緊急レベルは何でしょうか？

　右半身のしびれが残っていること、食事むせこみから発熱などの症状の出現、右肺副雑音あり、喘鳴あり、湿性咳嗽あり、WBC12,000/μL、CRP1.5 mg/dL、$PaO_2$ 96％であることから、誤嚥性肺炎の可能性がある。また、低栄養および水分摂取量不足、長期間の発熱からくる脱水の可能性が考えられる。緊急レベル黄であり、まずは、胸部X線写真による陰影の確認、血液培養による原因菌を推定し抗菌薬の投与および補液が必要である。

### 2 Aさんについて、高齢者の特徴から考えられるアセスメントの視点は何でしょうか？

　高齢者の場合、老化による摂食・嚥下機能、口腔機能や口腔環境、咳嗽反射、自力の痰喀出力、慢性呼吸器疾患の有無などから酸素化と気道浄化についてアセスメントする必要がある。発熱が続いており、エネルギー消耗および脱水による回復力の低下が考えられる。また、右半身しびれに加え、3日前から不活発な状態であることから、以降も床上安静が続くと廃用症候群となる可能性もある。

### 3 上記のアセスメントからどのようなケアが必要でしょうか？

　呼吸を維持するケアを行う。また、口腔ケアによる口腔内細菌の量や質の改善、摂食嚥下機能に合わせた食形態の選択、嚥下訓練の実践、咳嗽訓練、栄養状態の維持・改善、補液による水分補給などを行う。

　同時に、治療中は、日常生活の活動と休息を整え、廃用性症候群の予防、合併症の予防ケア、活動時の転倒予防を行うことが必要である。

## あなたならどうしますか？

### CASE 2 敗血症性ショック

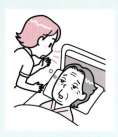

Bさん、80歳、女性。体温38.0℃、全身の関節痛、咳嗽があり、受診したところインフルエンザと診断され、内服薬が処方され帰宅した。4日たっても症状が改善せず、既往に気管支喘息があることと呼吸困難を訴え再受診し、入院となった。入院時の体温37.8℃、血圧128/72 mmHg、呼吸15回/分、$SpO_2$ 95%、喘鳴があり「ゼーゼーするけどとれないのよ」と訴える。14時に病室へ訪室すると、呼びかけてももうろうとしている。意識レベルはグラスゴー・コーマ・スケール（GCS）10点（E3V3M4）、肩呼吸あり、四肢末梢の熱感あり。体温38.5℃、血圧80/32mmHg、呼吸28回/分、$SpO_2$ 88%である。

**1** ファーストアセスメントとフォーカスアセスメントをしましょう。緊急レベルは何でしょうか？

**2** Bさんの状態をI-SBARCを使って医師に電話で報告しましょう

**3** Bさんに対する観察項目を挙げましょう

**4** Bさんに行われる治療を可能な限り推察してください

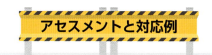

## アセスメントと対応例

### 📍1 ファーストアセスメントとフォーカスアセスメントをしましょう。緊急レベルは何でしょうか？

　入院時に話ができたBさんであるが、意識レベルはGCS 10点（E3V3M4）、血圧80/32 mmHg、呼吸28回/分へ変化していること、quickSOFAで3つ以上が陽性であること、血圧の低下があること、四肢末梢の熱感があることからウォームショックが考えられる。以上の状態から敗血症性ショックの疑いであると推論できる。敗血症は急激に悪化する可能性があり、さらに進行すると臓器障害を引き起こす。

　この時点でのBさんは緊急レベル赤であり、ただちに医師へ報告、スタッフを招集し、使用機材を準備する。

### 📍2 Bさんの状態をI-SBARCを使って医師に電話で報告しましょう

「○○先生ですか？　西病棟の看護師の小澤です。本日入院した10号室のBさんについて報告します」

「Bさんに意識レベルの低下があります。GCS10点、肩呼吸あり、四肢末梢の熱感あり、血圧80/32 mmHg、呼吸28回/分、SpO₂ 88％です」

「入院時の意識はクリア、血圧128/72 mmHg、呼吸15回/分、SpO₂ 95％でした」

「敗血症性ショックを起こしていると考えます」

「至急、来ていただきたいです。来られるまでの指示をください」

「復唱します。酸素マスク5L、人工呼吸器の準備ですね。わかりました」

### 📍3 Bさんに対する観察項目を挙げましょう

- 観察：発熱、悪寒、ショック徴候の有無（蒼白、虚脱、冷汗、脈拍触知不能、呼吸不全）、呼吸、SpO₂、チアノーゼ、四肢冷感、皮膚浸潤、浮腫、意識状態（GCS）、尿量など
- 血液データ：凝固系（出血傾向、皮下出血）、CRP、白血球数、血小板、ビリルビンなど

### 📍4 Bさんに行われる治療を可能な限り推察してください

　血管確保、輸液と抗生物質の投与、酸素投与、気管内挿管、心肺蘇生、人工呼吸器装着、腎障害の程度によっては人工透析。

## あなたならどうしますか？

### ⚠ CASE 3　呼吸困難

Cさん、88歳、男性。既往歴：高血圧症（52歳〜）。
2週間ほど前から微熱と咳、息苦しさが続いており、市販の風邪薬を服用していたが、改善しないため、検査目的で受診。
「息は苦しい。特に咳が出るとしばらくは苦しいのがひどくなる。体もだるい」「痰は出しているけれど、すっきりしない。時々赤いものが混じります」と訴えている。
湿性咳嗽があり、自力で粘膿性の痰を喀出している。入院時胸部X線写真では、肺上部に白く不鮮明な影がみられ、喀痰塗抹検査ではガフキー陽性である。
受診時バイタルサイン：血圧156/92 mmHg、脈拍90回/分、体温37.3℃、呼吸数26回/分、$SpO_2$ 93%。

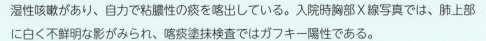

**1** この事例の緊急レベルは何でしょうか？

**2** この事例のフォーカスアセスメントの視点としてキーワードとなることは何でしょうか？

**3** Cさんに問診をする場合、何を確認しますか？

**4** Cさんの入院に際して準備に必要なことは何ですか？

**5** 上記のアセスメントからどのようなケアが必要でしょうか？

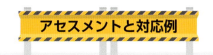

## アセスメントと対応例

### 📍1 この事例の緊急レベルは何でしょうか？

「咳が続いて息が苦しい」と呼吸困難を訴えており SpO$_2$ 93％であることや「体がだるくなってきた」と倦怠感を訴えていることから、緊急レベル黄であると考えられます。

### 📍2 この事例のフォーカスアセスメントの視点としてキーワードとなることは何でしょうか？

「2週間ほど前から微熱と咳が続いている」「痰は時々赤いのが混じっている」「粘膿性の痰」「胸部X線写真では、肺上部に白く不鮮明な影」「喀痰塗抹検査ではガフキー陽性」

### 📍3 Cさんに問診をする場合、何を確認しますか？

- 呼吸困難の程度、期間
- 呼吸困難を悪化させる要因：咳嗽の種類（湿性か乾性か）と期間、喀痰の状況（量、色、性状）など
- 呼吸困難に伴う随伴症状：咳嗽時の胸痛の有無、倦怠感の有無、発汗の有無、栄養状態の悪化（体重減少の有無）など
- 受診までの経過
- 家族構成および同居者、受診までの接触者の有無

### 📍4 Cさんの入院に際して準備に必要なことは何ですか？

患者の経過や症状、X線写真や喀痰塗抹検査の結果から、肺結核である可能性があります。肺結核は空気感染ですので、N95マスクの着用、隔離のための個室の確保（可能であれば陰圧室）、喀痰培養や血液検査の準備、患者と接触する医療者の予防接種状況の確認などが必要です。

### 📍5 上記のアセスメントからどのようなケアが必要でしょうか？

- 異常の早期発見・対処に向けた呼吸状態の経時的な観察
- 医師の指示に基づく酸素投与
- 排痰の促し
- 安楽な呼吸を維持するための体位の保持
- 呼吸困難や倦怠感に考慮した生活動作の支援
- マスクの着用などの感染予防対策および安全管理室と保健所への報告
- 患者が接触した人（家族、医療者を含む）の予防接種状況の確認や健診、経過観察

## あなたならどうしますか？

### CASE 4 低血圧

Dさん、25歳、男性。バイク走行中に交通事故で、救命救急センターに搬送された。
搬送時バイタルサイン：血圧92/58 mmHg、脈拍60回/分、呼吸24回/分、SpO$_2$ 94％、意識レベルⅠ-1（ジャパン・コーマ・スケール）、瞳孔3 mm左右差なし、外見上明らかな出血はない。右側胸部の痛みを訴えたので呼吸音を聴取したところ、右肺の呼吸音air入りが悪く、左右差を認めた。四肢は動かすことはできていた。

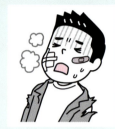

**1** この事例の緊急レベルは何ですか？

**2** この事例のフォーカスアセスメントの視点としてキーワードになることは何ですか？

**3** 上記のアセスメントからどのようなケアが必要でしょうか、もしくはどのような準備が必要ですか？

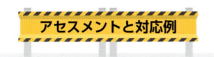

## アセスメントと対応例

### 📍1 この事例の緊急レベルは何ですか？

血圧は 92/58 mmHg で、収縮期血圧が 90 mmHg 以下とはなっていませんが、呼吸数が多く、$SpO_2$ 94％と低い状態のため、緊急レベル赤と判断できます。

### 📍2 この事例のフォーカスアセスメントの視点としてのキーワードになることは何ですか？

交通事故による外傷で、血圧が低いため、出血性ショックを疑います。出血性ショックの場合は頻脈になります。しかし、脈拍は正常範囲内にありますので、出血性ショック以外も疑うことになります。呼吸回数が多く、$SpO_2$ も低く、呼吸音に左右差を認めていたことから、緊張性気胸が考えられます。緊張性気胸は、患側の肺が虚脱し、健側の肺と縦隔を圧迫します。その結果、心臓の動きが低下し、血圧低下、心停止する可能性があります。そのため、早期の対応が必要になります。

また、頸髄損傷がある場合も神経原性ショックになることがあり、血圧が低下します。神経原性ショックは、頸髄損傷に伴い、副交感神経が優位になり、徐脈となり四肢麻痺が起こります。この患者は四肢麻痺がありませんが、外傷の場合は脊髄損傷が否定されるまで脊髄損傷を考慮した対応をします。

### 📍3 上記のアセスメントからどのようなケアが必要でしょうか、もしくはどのような準備が必要ですか？

呼吸数が多く、$SpO_2$ も低いため、酸素投与をします。緊張性気胸が疑われる場合はすぐに胸部 X 線写真で診断後、胸腔ドレーンが挿入されるため、その準備が必要となります。胸腔ドレーン挿入後は、虚脱が解除されたかを確認するため、胸腔ドレーンからの脱気状態、呼吸音を再度聴診し、呼吸数、$SpO_2$ が改善されたかを確認します。右側胸部の痛みも訴えているため血気胸の可能性もあり、血性の排液がないかも確認します。$SpO_2$ が改善されない場合は気管挿管を行い、人工呼吸管理の可能性を考慮します。血性の排液が多量の場合、止血術が行われることも念頭におきます。

## あなたならどうしますか？

###  CASE 5 浮腫

Eさん、17歳、男性。下肢のむくみを訴え、母親とともに来院。全身性浮腫が認められる。意識レベル清明、歩行時に軽度の息切れがみられる。

受診時バイタルサイン：血圧 142/84 mmHg、脈拍 88 回/分、体温 37.3℃、呼吸数 18 回/分、$SpO_2$ 96％

受診時血液検査：WBC $10.5×10^3/\mu L$、RBC $470×10^4/mm^3$、Hb 13.8 g/dL、Ht 38.0％、BUN 28 mg/dL、Cr 2.3 mg/dL、CRP 0.9 mg/dL、ASO 338 IU/mL、$C_3$ 18 mg/dL、$CH_{50}$ 20U/mL。尿検査：尿蛋白 陽性、尿糖 陰性、潜血 陽性。

本人：「息は苦しくはないけれど、身体がだるい。動くのがしんどくなってきたので、お母さんに相談しました」「トイレに行く回数はよく覚えていないけれど、少なくなっていたと思う」

母親：「1週間くらい前から風邪をひいたみたいで、のどが痛いと言ってました。熱も出ていました」「顔が丸くなっているとは思っていたのですが、年頃だからとあまり気にしていませんでした。こんなにひどいなんて……」

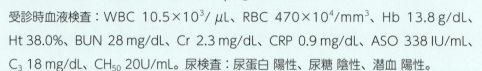

**1** この事例の緊急レベルは何でしょうか？

**2** この事例のフォーカスアセスメントの視点としてキーワードとなることは何でしょうか？

**3** 上記のアセスメントからどのようなケアが必要でしょうか？

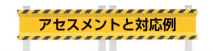

## 1 この事例の緊急レベルは何でしょうか？

この事例では、発症時期は不明です。しかし、バイタルサインや患者の訴えから意識障害や呼吸困難、$SpO_2$ 低下、血圧の低下はみられていません。浮腫は全身性であることから、緊急レベル黄であると考えられます。

## 2 この事例のフォーカスアセスメントの視点としてキーワードとなることは何でしょうか？

この事例では、「下肢のむくみ」だけではなく「全身性浮腫」であることや「身体がだるい」「トイレに行く回数は少なくなっていたと思う」「顔が丸くなっているとは思っていた」と尿量の減少と顔面浮腫という特徴的な症状から腎性浮腫であると考えられます。加えて、「1週間くらい前から風邪をひいたみたいだった」「BUN 28 mg/dL」「Cr 2.3 mg/dL」「ASO 338 IU/mL」「$C_3$ 18 mg/dL」「$CH_{50}$ 20 U/mL」「尿蛋白 陽性」「尿潜血 陽性」と先行感染の存在や腎機能高値、補体の低下から糸球体腎炎である可能性が高いです。「血圧 142/84 mmHg」とやや上昇しているのは、糸球体腎炎による糸球体濾過量の減少によるものであると考えられます。

また、「歩行時に軽度息切れ」や「$SpO_2$ 96％」であることから、浮腫の悪化に伴い呼吸への影響が少なからずあると考えられます。全身性浮腫では、下肢や顔面だけではなく内臓全体にも浮腫があることで臓器の働きが悪くなります。特に、肺に浮腫があるとガス交換ができなくなるため、呼吸困難へと陥り、命に関わります。浮腫が発症した原因を探索するとともに、浮腫の程度および呼吸状態から急変・重症化の早期発見・予防に向け、アセスメントし、緊急レベル赤へと移行させないように治療および看護を行う必要があります。

## 3 上記のアセスメントからどのようなケアが必要でしょうか？

- 異常の早期発見・対処に向け、浮腫および随伴症状の経時的な観察・評価
- 安楽な呼吸を維持するための体位の保持と安静に伴う苦痛の緩和
- 労作時の息切れや倦怠感に考慮した生活動作の支援
- 皮膚の清潔保持と保護、保温
- IN/OUT バランスの管理・毎日の体重測定
- 塩分制限の必要性の説明と食事摂取量の観察
- 易感染に対する上気道感染予防：マスク着用、カテーテル挿入部位の清潔操作など
- 活動制限に伴う孤独感などの精神的苦痛の緩和

## あなたならどうしますか？

### ⚠ CASE 6　手足のしびれ・麻痺

Fさん、75歳、男性。既往歴に高血圧、朝起きたところ右上下肢が動かず、うまく話すことができないため、救急車を要請し、救急外来に搬送された。

搬送時バイタルサイン：血圧 178/98 mmHg、脈拍 76 回/分、呼吸 20 回/分、$SpO_2$ 96％、意識レベルⅠ-3（ジャパン・コーマ・スケール）、瞳孔 3 mm 左右差なし。

この事例の緊急レベルは何ですか？

この事例のフォーカスアセスメントの視点としてキーワードになることは何ですか？

上記のアセスメントからどのようなケアが必要でしょうか、もしくはどのような準備が必要ですか？

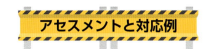

## 1 この事例の緊急レベルは何ですか？

　血圧は収縮期 180 mmHg、拡張期 100 mmHg 以上とはなっていませんが、178/98 mmHg であり、高血圧です。右上下肢の麻痺、構音障害があることから脳血管障害、頭蓋内圧の亢進が考えられます。意識レベルⅠ-3 であることから気道は確保されていると考えられ、呼吸状態も正常範囲で、片麻痺であるため、緊急レベル黄の判定になります。しかし、すぐに救急車を呼んだということから発症後 3 時間以内と考えると、発症後 3 時間以内の場合は、rt-PA の治療が開始できることから、緊急レベル赤の判定になります。

## 2 この事例のフォーカスアセスメントの視点のキーワードになることは何ですか？

　片麻痺がある場合、意識、呼吸、循環状態がどうかを考えます。構音障害もあるため、脳血管障害であることが最も疑われます。また、頭蓋内圧が亢進すると、血圧上昇、徐脈、異常呼吸、瞳孔不同などの症状を認めます。このような症状が出た場合には、緊急レベル赤となります。

## 3 上記のアセスメントからどのようなケアが必要でしょうか、もしくはどのような準備が必要ですか？

　脳血管障害があり、血圧が高い場合は、脳梗塞では出血したり、脳出血では出血が増悪するため、すぐに降圧剤により血圧を下げる必要があります。さらにすぐに頭部 CT 検査を行う必要がありますが、CT 検査前に必ず血圧測定を行います。脳への酸素供給を行うため、酸素投与の準備も必要です。意識障害を起こした場合には舌根沈下により気道が閉塞するので、気管挿管をするための準備が必要となります。診断に伴い、治療が開始されるため、その準備を念頭におく必要があります。

## 執筆者一覧

**編著者**

**小澤知子** 東京医療保健大学　医療保健学部看護学科　准教授
はじめに、1章、2章 1、7、3章 CASE1、2

**著者**

**原田竜三** 東京医療保健大学　医療保健学部看護学科　准教授
2章 3、4、6、3章 CASE4、6

**川原理香** 松蔭大学　看護学部　助教
2章 2、5、3章 CASE3、5

**松尾まき** 東京医療保健大学　医療保健学部看護学科　講師
ダウンロードできる「トレーニング事例集」

## アセスメントに自信がつく臨床推論入門
－看護の臨床判断能力を高める推論トレーニング

2019年7月10日発行　第1版第1刷
2025年1月10日発行　第1版第7刷

|  |  |
|---|---|
| 編　著 | 小澤　知子 |
| 発行者 | 長谷川　翔 |
| 発行所 | 株式会社メディカ出版 |
|  | 〒532-8588 |
|  | 大阪市淀川区宮原3-4-30 |
|  | ニッセイ新大阪ビル16F |
|  | https://www.medica.co.jp/ |
| 編集担当 | 粟本安津子 |
| 編集協力 | エイド出版 |
| 装　幀 | クニメディア |
| 本文イラスト | 岡澤 香寿美 |
| 印刷・製本 | 株式会社シナノ パブリッシング プレス |

© Tomoko OZAWA, 2019

本書の複製権・翻訳権・翻案権・上映権・譲渡権・公衆送信権（送信可能化権を含む）は、（株）メディカ出版が保有します。

ISBN978-4-8404-6872-5　　　　　　　　　　　　　　Printed and bound in Japan

当社出版物に関する各種お問い合わせ先（受付時間：平日9：00～17：00）
●編集内容については、編集局 06-6398-5048
●ご注文・不良品（乱丁・落丁）については、お客様センター 0120-276-115